A CURA
NA PONTA
DOS SEUS DEDOS

ALEXIS BRINK

A CURA NA PONTA DOS SEUS DEDOS

SOLUÇÕES RÁPIDAS DE *A ARTE DO JIN SHIN* PARA SUA SAÚDE E BEM-ESTAR

Tradução
Maria Rita Guedes

Editora Pensamento
SÃO PAULO

Título do original: *Healing at Your Fingertips*.

1ª edição 2023.

Editor: Adilson Silva Ramachandra
Gerente editorial: Roseli de S. Ferraz
Preparação de originais: Karina Gercke
Gerente de produção editorial: Indiara Faria Kayo
Editoração eletrônica: Join Bureau

Obs.: Este livro não pode ser exportado para Portugal, Angola, Moçambique, Macau, São Tomé e Príncipe, Cabo Verde, Guiné Bissau.

Dados Internacionais de Catalogação na Publicação (CIP)
(Câmara Brasileira do Livro, SP, Brasil)

Brink, Alexis
A cura na ponta dos seus dedos: soluções rápidas de a arte do jin shin para sua saúde e bem-estar / Alexis Brink; tradução Maria Rita Guedes. – 1. ed. – São Paulo: Editora Pensamento, 2022.

Título original: Healing at your fingertips
ISBN 978-85-315-2244-4
1. Acupressura I. Título.

22-125882 CDD-615.822

Índices para catálogo sistemático:
1. Acupressura: Terapêutica 615.822
Cibele Maria Dias - Bibliotecária - CRB-8/9427

Direitos de tradução para o Brasil adquiridos com exclusividade pela EDITORA PENSAMENTO-CULTRIX LTDA., que se reserva a propriedade literária desta tradução.
Rua Dr. Mário Vicente, 368 - 04270-000
São Paulo - SP - Fone: (11) 2066-9000
http://www.editorapensamento.com.br
E-mail: atendimento@editorapensamento.com.br
Foi feito o depósito legal.

Para meus filhos, Mara e Tyler,
com amor incondicional

SUMÁRIO

A CURA

NA PONTA

DOS SEUS DEDOS

INTRODUÇÃO

COM O MUNDO MODERNO sempre se movimentando em velocidade vertiginosa, este é o momento ideal para disseminar uma mensagem de autocura simples. A tecnologia se tornou uma parte inevitável da nossa vida diária e, muitas vezes, isso nos leva a buscar uma relação mais integrada entre nosso corpo, mente e espírito.

Este livro fornece uma introdução básica a alguns princípios essenciais de uma forma de medicina energética simples e eficaz, que se chama a Arte do Jin Shin.

Se você leu *A Arte do Jin Shin*,* já tem algum conhecimento sobre a forma de medicina energética simples e eficaz chamada Jin Shin. Se está lendo este livro sem nenhum conhecimento prévio sobre o assunto, você encontrará tudo o que precisa para iniciar essa modalidade de cura energética que vamos explorar. A prática tem milhares de adeptos em todo o mundo, que vai desde os meus clientes na cidade de Nova York, até os internos de uma prisão na

---

* Publicado pela Editora Pensamento, São Paulo, 2021.

província de Gujarat na Índia, diversos programas em hospitais nos Estados Unidos e muitos homens, mulheres e crianças que têm sido ajudados pelo Jin Shin Jyutsu no Japão, seu país de origem.

Nas páginas seguintes, você encontrará tudo o que precisa para iniciar. E como esse trabalho energético simples não requer nenhuma ferramenta além das suas mãos, você sempre terá a possibilidade de aliviar suas dores e tensões, ou de se preparar para aproveitar um ótimo dia.

COMEÇANDO

A ARTE DO JIN SHIN guarda semelhanças com a acupuntura, mas a prática alcança seus resultados transformadores sem a necessidade de agulhas, utilizando apenas um toque suave – uma metodologia que se traduz muito bem em autocuidado. Tudo o que você precisa para começar são as suas mãos e um pouco de tempo e paciência.

As posturas e toques que encontra neste livro se tornarão mais eficazes na medida em que você se tornar um leitor mais consciente dos sinais do seu corpo. Independentemente de como ou quando começar, você será capaz, em determinado grau, de movimentar energia estagnada e de restaurar a harmonia desde o primeiro toque. Está aí parte da beleza da Arte do Jin Shin.

Cada um de nós é dotado da capacidade de equilibrar e de curar o nosso ser físico, mental e espiritual. O Jin Shin permite que nós tenhamos acesso à sabedoria inata do corpo, nos tirando do ritmo alucinante da vida moderna e levando nosso corpo de volta para o ritmo do relógio universal. Nós sempre temos as ferramentas necessárias para praticar – nossa respiração e as nossas mãos – sendo que as posturas e passos rápidos nunca nos causam qualquer mal.

É com muita alegria que compartilho algumas soluções rápidas e mágicas ("rapidinhos") demonstradas neste livro. As posturas e toques apresentados neste livro têm sido verdadeiros salva-vidas em inúmeras ocasiões – às vezes para um desconhecido em uma esquina ou para alguém em um vagão do metrô e, mais de uma vez, para mim mesma.

Há muitos anos, eu estava caminhando na rua com minha tia Mimi, uma holandesa conservadora com muito pouco interesse em práticas de cura alternativas. Repentinamente, ela sentiu uma necessidade premente de esvaziar seu intestino, mas não havia nenhum banheiro próximo. Eu coloquei uma das minhas mãos do lado esquerdo da sua região lombar e a outra na lateral do centro de seu joelho direito e a sensação de urgência desapareceu no mesmo instante.

Como naquela ocasião, eu tenho tido muitas oportunidades de utilizar o Jin Shin com desconhecidos que parecem ser colocados no meu caminho pelo Universo. Talvez vocês venham a ter a mesma experiência.

Espero que vocês aproveitem os benefícios de um armário cheio de remédios prescritos pela própria natureza. E seus amigos e família provavelmente também vão adorar suas novas habilidades em Jin Shin.

AS ÁREAS DE SEGURANÇA DA ENERGIA

AS 26 ÁREAS DE SEGURANÇA DA ENERGIA (*Safety Energy Locations* – SELs) são de importância vital para nossa prática. Localizadas nos lados direito e esquerdo do corpo (com 26 de cada lado) e distribuídas ao longo da parte anterior e posterior do corpo, essas áreas com dimensão de três polegadas (cerca de 7,6 cm), usadas juntamente com os dedos das mãos e as vértebras da coluna e a linha central principal do corpo, formam a base de um plano de tratamento de Jin Shin.

Para um praticante de Jin Shin, as SELs são usadas em combinações específicas para permitir que a energia se movimente no corpo. Utilizamos as mãos para tocar as SELs e outros pontos vitais no corpo, coletando informações durante o nosso trabalho. "Escutando" a energia se movimentando em espiral até o centro do corpo e fazendo o movimento contrário em determinadas SELs, deixamos as nossas mãos no local até sentirmos a harmonização da energia. As pulsações vão desacelerar, aumentar o ritmo e/ou se estabilizar conforme a energia do cliente se alinha. Também observamos que outras pistas energéticas, como calor ou frio excessivo, inchaço e congestão, ou descoloração podem se dissipar. Ao contrário do pulso arterial, que mede o fluxo de sangue que entra e sai do coração, os pulsos energéticos do Jin Shin são o resultado da energia primordial se movimentando em espiral até os ossos ou centro do corpo e fazendo o movimento espiral reverso em resposta ao toque do praticante. A necessidade de sentir a pulsação se acelerando ou desacelerando durante o tratamento é uma das razões pelas quais os praticantes de Jin Shin utilizam as mãos e não agulhas (como na acupuntura) ou outros instrumentos. Os pulsos nos informam quais áreas do corpo precisam de harmonia.

Você poderá ter alguma dificuldade para discernir esses sinais no início da sua jornada de autocuidado com o Jin Shin. Relaxe e respire e, com um pouco de prática, logo será capaz de "ouvir" a energia pulsando através das suas SELs.

A próxima seção apresenta os significados, localização e uso das Áreas de Segurança da Energia. A intenção é a de que você se familiarize com o mapa energético do seu corpo sob o ponto de vista da Arte do Jin Shin. Você pode praticar uma ou mais posturas de uma só vez, mantendo o toque por alguns minutos em cada posição.

SEL 1: O Movimentador Principal
Localizada na parte interna do joelho, onde os ossos da coxa e da tíbia se conectam.

Nota: Esta área aparece em duas versões, como SEL 1 e SEL 1 Alto.

SEL 2: Saber Inato
Localizada no topo do quadril, na região lombar.

SEL 3: A Respiração
Localizada na parte superior da escápula, entre a escápula e a coluna vertebral.

SEL 4: A Ponte
Localizada na base da cabeça, na saliência occipital.

SEL 5: Regeneração
Localizada logo abaixo do osso do tornozelo na parte interna dele.

SEL 6: A Raiz
Localizada na sola do pé.

SEL 7: Quietude
Localizada na sola do dedão do pé.

SEL 8: Infinito

Localizada na lateral externa da parte de trás do joelho.

Nota: Este ponto aparece em duas versões, como SEL 8 e SEL 8 Baixo.

SEL 9: Finais

Localizada na altura da parte inferior da escápula, entre a escápula e a coluna vertebral.

SEL 10: Começos

Localizada entre a escápula e a coluna vertebral, no ponto médio da escápula.

SEL 11: Descarregar

Localizada na parte superior do ombro, onde o pescoço se curva encontrando o ombro.

SEL 12: Entrega

Localizada na parte superior do ombro, entre a base da cabeça e os ombros.

SEL 13: Criatividade

Localizada no meio do peito, na altura da terceira costela.

SEL 14: Nutrição

Localizada na parte inferior da caixa torácica.

SEL 15: O Doador de Alegria

Localizada na região da virilha na parte superior da coxa.

SEL 16: Transformação

Localizada logo abaixo do osso do tornozelo, na sua parte externa.

SEL 17: Intuição

Localizada na parte externa do pulso, na linha do dedo mínimo.

SEL 18: Mente Pacífica

Localizada na palma da mão, na base do polegar.

SEL 19: O Comandante

Localizada no sulco do cotovelo, na linha do polegar.

Nota: Este ponto aparece em duas versões, como SEL 19 e SEL 19 Alto.

SEL 20: Mente Clara

Localizada na testa, logo acima da sobrancelha.

SEL 21: Mente Calma

Localizada na parte inferior da maçã do rosto (osso malar).

SEL 22: Expiração

Localizada logo abaixo da clavícula.

SEL 23: O Destemido

Localizada na parte média das costas.

SEL 24: O Pacificador

Localizada na parte externa do peito do pé, na direção da bifurcação entre o dedo mínimo e o quarto dedo do pé.

SEL 25: O Regenerador

Localizada no osso que nos sustenta quando estamos sentados (ísquio).

SEL 26: Completude

Localizada na borda externa da escápula, perto da axila.

Quando as Áreas de Segurança da Energia estão em harmonia, elas estão próximas à coluna vertebral. É o nosso estilo de vida que as puxam para o lado. Cada um de nós é único e, por esse motivo, é importante que você localize as suas SELs e onde elas precisam ser harmonizadas.

A ESCOLHA DO LADO ESQUERDO OU DIREITO PARA RAPIDINHOS E SEGURAR OS DEDOS DAS MÃOS

Como decidir qual lado do corpo vamos tratar? Escolha o lado que aparenta ter necessidade mais premente, no qual as SELs envolvidas estão mais tensas ou sensíveis, tendo em mente que a energia sempre encontrará o seu caminho. Em geral, a reversão das instruções do lado esquerdo para o direito ajudará o outro lado do corpo. Algumas posturas com os braços cruzados ou mantendo posições espelhadas tratam os dois lados do corpo ao mesmo tempo. No entanto, em alguns casos, onde houver uma observação, você poderá notar que um lado do fluxo harmoniza um tipo de sintoma, enquanto o outro atende ao sintoma oposto (como no caso de constipação e diarreia).

Juntamente com as instruções para os *rapidinhos*, eu também incluí uma opção ainda mais rápida, que é segurar um dos dedos das mãos.

ENCICLOPÉDIA DE SINTOMAS

ALEGRIA
(DEDO MÍNIMO)

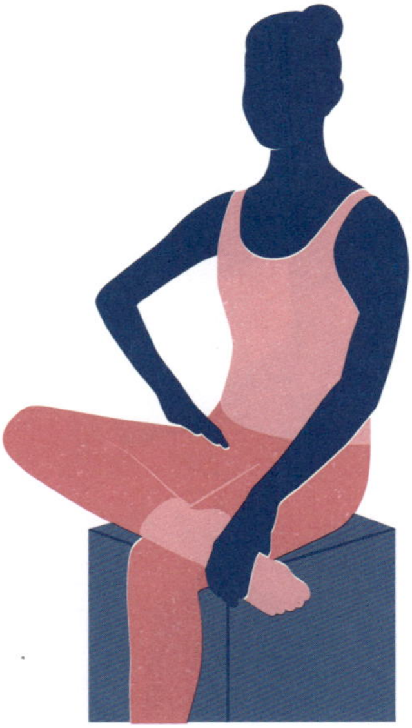

Coloque a mão direita na parte superior da coxa direita na região da virilha (SEL 15) e o polegar esquerdo na sola do pé direito (SEL 6).

O QUE ESTE FLUXO AJUDA: nos permite expirar para que possamos inspirar alegria!

ALERGIAS
(DEDO ANULAR)

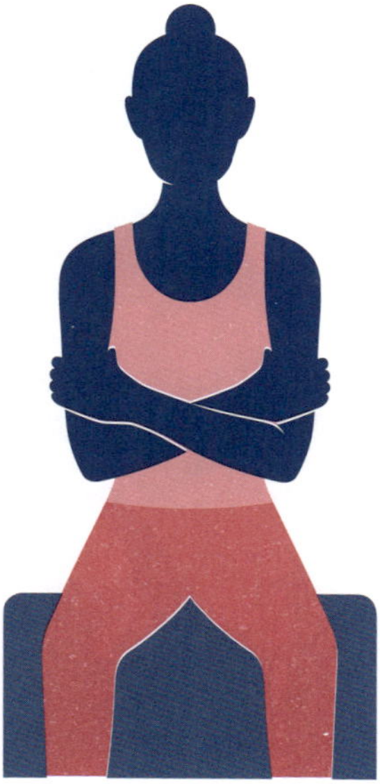

Coloque a mão direita no braço esquerdo (SEL 19 Alto) e a mão esquerda no braço direito (SEL 19 Alto).

O QUE ESTE FLUXO AJUDA: limpa a linha do peito e harmoniza a energia pulmão, ajudando no tratamento de alergias sazonais, como coriza, chiado no peito e congestão do peito.

ARTRITE
(DEDO MÍNIMO)

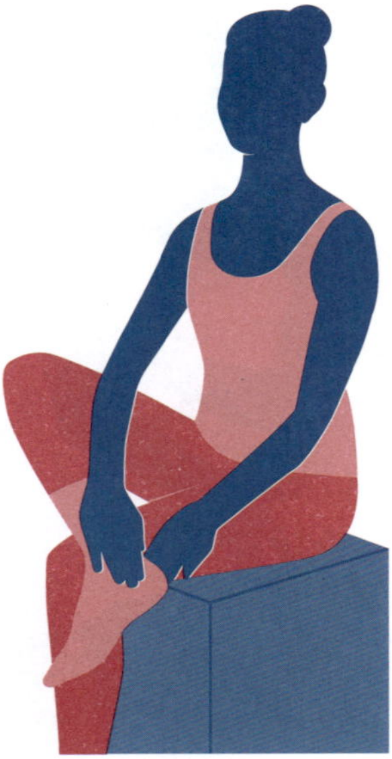

Coloque a mão direita abaixo da parte interna do osso do calcanhar direito (SEL 5) e a mão esquerda abaixo da parte externa do osso do tornozelo direito (SEL 16).

O QUE ESTE FLUXO AJUDA: alívio da dor e inflamação nas articulações e da fadiga corporal profunda.

ASMA
(DEDO ANULAR)

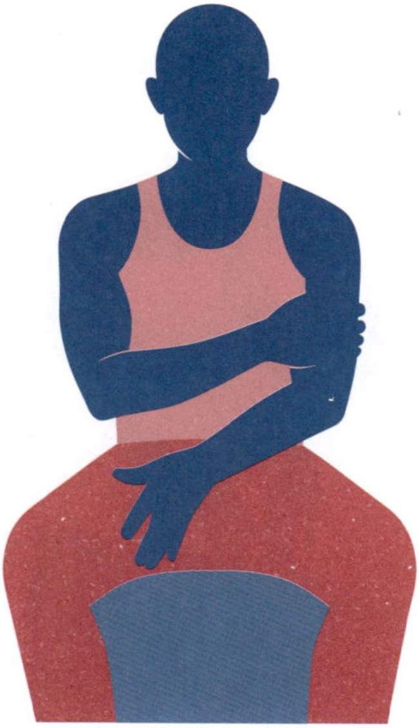

Coloque a mão direita na parte superior do braço esquerdo (SEL 19 Alto) e a mão esquerda na parte interna da coxa direita (SEL 1 Alto).

O QUE ESTE FLUXO AJUDA: este *rapidinho* ajuda a abrir os pulmões e a limpar o peito. A SEL localizada na parte superior do braço abre a linha do peito, enquanto a SEL na coxa cria uma rota de escape para a congestão.

AZIA E INDIGESTÃO (POLEGAR)

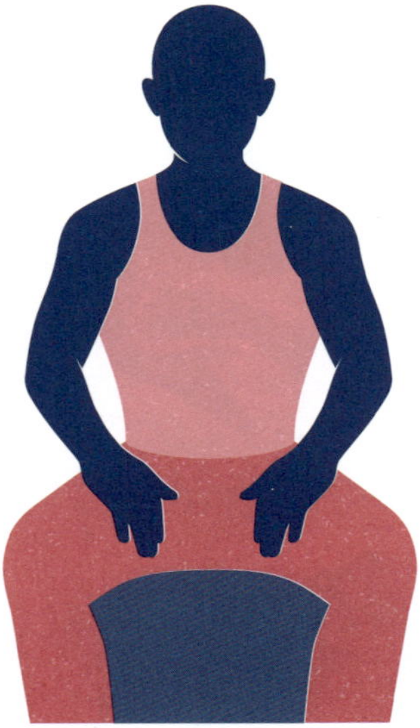

Coloque a mão direita na parte superior da coxa direita (SEL 1 Alto) e a mão esquerda na parte superior da coxa esquerda (SEL 1 Alto).

O QUE ESTE FLUXO AJUDA: com frequência, nós tocamos as partes superiores internas das coxas de maneira instintiva depois de uma grande refeição para intensificar naturalmente a digestão e, neste toque, acrescentamos um pouco de respiração consciente para reforçar os efeitos da posição. O estresse, uma causa potencial de azia, pode fazer que a energia se reverta e suba pela frente do corpo em vez de descer, um fenômeno que esta posição pode impedir. Você pode cruzar as mãos se isso for mais confortável. Para um *rapidinho* ultrarrápido, segure o polegar para equilibrar a acidez no corpo.

BEBÊS (POLEGAR)

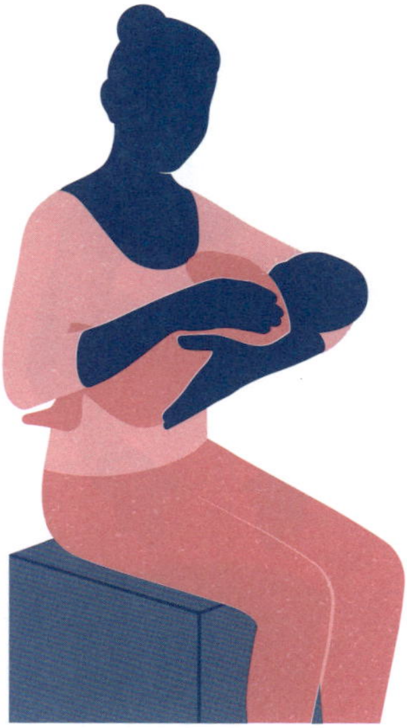

Coloque a mão direita na parte inferior da escápula esquerda (SELs 9 e 26) e a mão esquerda na parte direita da coluna lombar (SEL 2).

O QUE ESTE FLUXO AJUDA: um fluxo útil para muitas questões relacionadas a bebês (choro, cólica etc.), a posição se assemelha muito ao modo como seguramos o bebê durante a amamentação – tornando-a uma opção perfeita para multitarefas! Toque a SEL 26, na parte inferior da escápula, com o polegar, alcançando a parte externa da escápula; e a SEL 9, com os outros dedos. Convenientemente, a posição complementar é segurar o polegar, ou seja, o dedo que os bebês sugam para instintivamente se autoacalmar com Jin Shin.

BEM-ESTAR (PALMA DA MÃO)

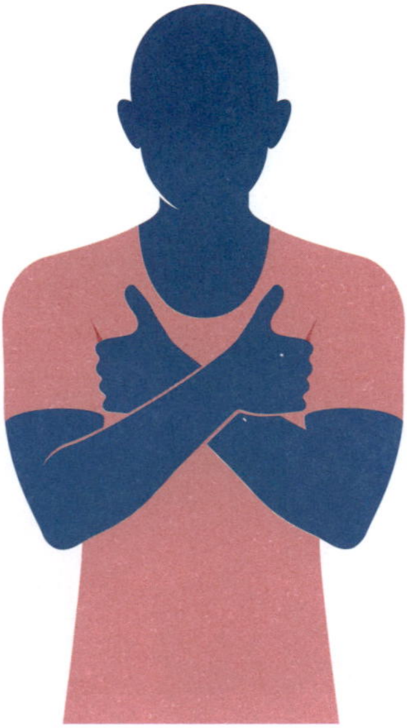

Como se você estivesse se dando um abraço, coloque a mão direita sob a axila esquerda de modo que as pontas dos dedos da mão direita fiquem na parte inferior externa da escápula esquerda (SEL 26), e o polegar direito repouse na parte abaixo da clavícula esquerda (SEL 22). Espelhe essas posições no lado esquerdo, colocando as pontas dos dedos da mão esquerda na parte inferior externa da escápula direita (SEL 26), e o polegar esquerdo na parte abaixo da clavícula direita (SEL 22).

O QUE ESTE FLUXO AJUDA: a postura que chamamos de "o Grande Abraço" ajuda o ser total, trabalhando na expiração e na inspiração para a harmonia energética total.

CÉREBRO
(DEDO MÉDIO)

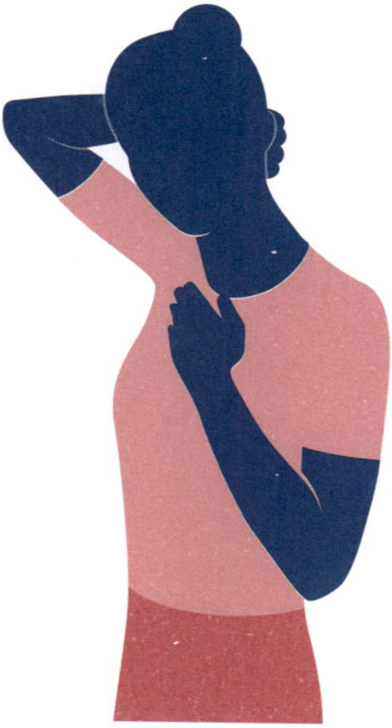

Coloque a mão direita na base da cabeça do lado esquerdo (SEL 4) e a mão esquerda na região abaixo da clavícula direita (SEL 22).

O QUE ESTE FLUXO AJUDA: ele ajuda em qualquer questão relacionada ao cérebro, este *rapidinho* é muito útil para quem se recupera de uma concussão ou quer estimular o desenvolvimento do cérebro.

CHOQUE EMOCIONAL (DEDO INDICADOR)

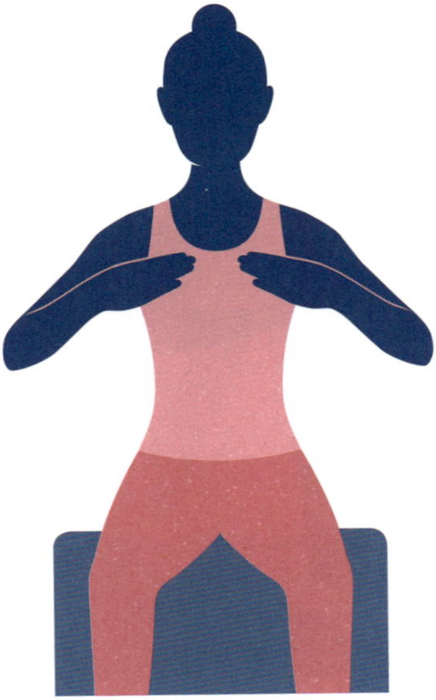

Coloque a mão direita no meio do peito do lado direito (SEL 13) e a mão esquerda no meio do peito do lado esquerdo (SEL 13).

O QUE ESTE FLUXO AJUDA: promovendo o equilíbrio e a harmonia emocionais enquanto nutre nossa conexão com o espírito, estes pontos ajudam a expiração a se movimentar até os dedos dos pés, permitindo a liberação de emoções estagnadas.

CHOQUE FÍSICO (DEDO MÍNIMO)

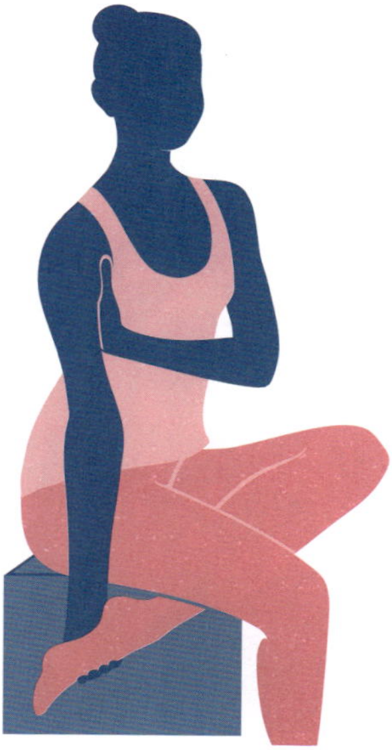

Coloque a mão direita no peito do pé esquerdo, na direção da linha divisória entre o dedo mínimo e anular (SEL 24). Coloque a mão esquerda na parte inferior externa da escápula direita.

O QUE ESTE FLUXO AJUDA: este rapidinho acalma e atua como um "fio-terra" para o caos em um nível físico e emocional. Ele ajuda o centro do nosso ser.

COCEIRA (POLEGAR)

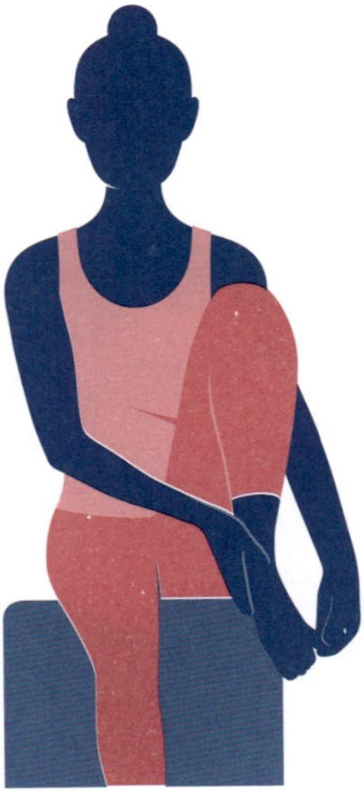

Coloque a mão direita na sola do pé esquerdo (SEL 6), enquanto a mão esquerda segura o dedo mínimo do pé esquerdo.

O QUE ESTE FLUXO AJUDA: este fluxo simples ajudará qualquer questão de incômodo na superfície da pele, como urticária, queimaduras, reações alérgicas ou acne. A posição, conforme é apresentada na foto, funciona no lado esquerdo do corpo; inverta para tratar coceira do lado direito.

COLESTEROL (DEDO INDICADOR)

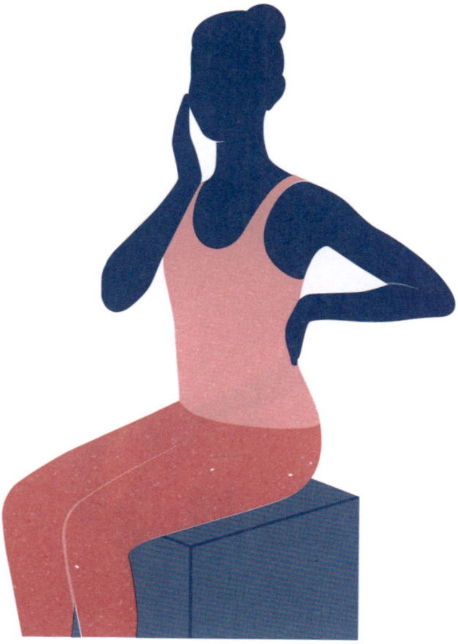

Coloque a mão direita no osso malar do lado direito (SEL 21) e a mão esquerda no meio das costas do lado esquerdo (SEL 23).

O QUE ESTE FLUXO AJUDA: este *rapidinho* ajuda a liberar o colesterol, facilitando a expiração e ajudando a eliminar qualquer acúmulo no corpo.

CÓLICAS ESTOMACAIS (POLEGAR)

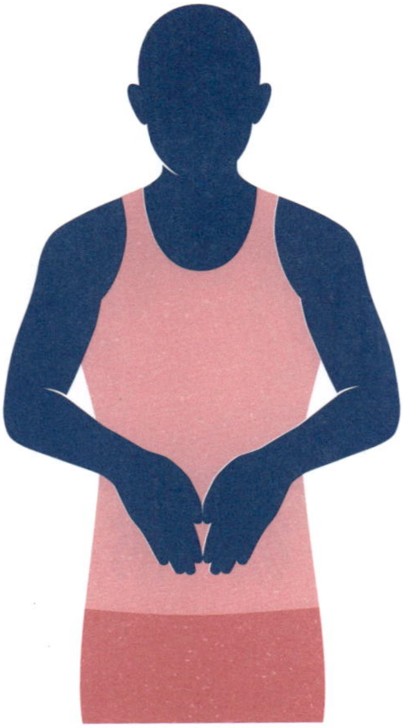

1 Quando a dor for difusa, coloque as mãos sobre o estômago, com a ponta dos dedos apontando para baixo, e os polegares juntos.

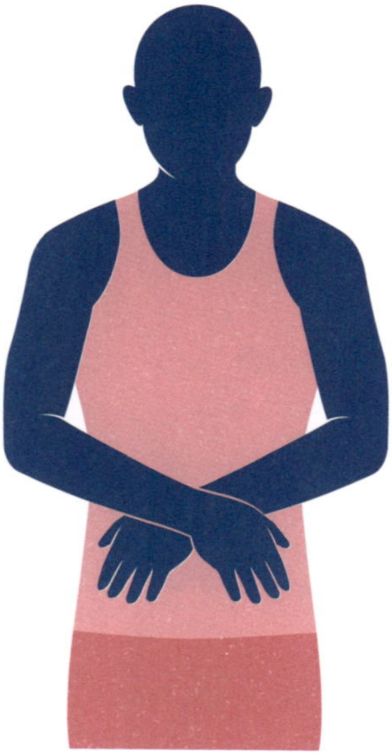

2 Quando a dor for localizada, cruze as mãos sobre o estômago, com a ponta dos dedos apontando para baixo e os polegares separados.

O QUE ESTE FLUXO AJUDA: manter os polegares juntos permitirá que a energia seja dirigida ao centro da barriga, uma excelente posição para dores de estômago em geral, quando a dor não é localizada. Mas se a dor estiver em um ponto específico, a energia precisará ser dispersada – e por isso cruze as mãos, separando os polegares.

CÓLICAS MENSTRUAIS (DEDO INDICADOR)

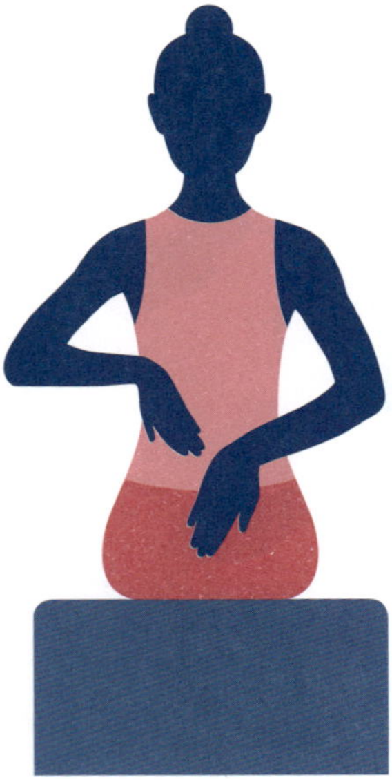

Coloque a mão direita sobre o sacro e a mão esquerda sobre a metade inferior esquerda das costas (SEL 23).

O QUE ESTE FLUXO AJUDA: a área na parte inferior das costas ajuda a aliviar o desconforto pélvico. Em combinação com a área na metade inferior das costas (uma ótima região para promover o equilíbrio hormonal), também funciona em cólicas estomacais causadas pela menstruação.

COLUNA VERTEBRAL (PALMA DA MÃO)

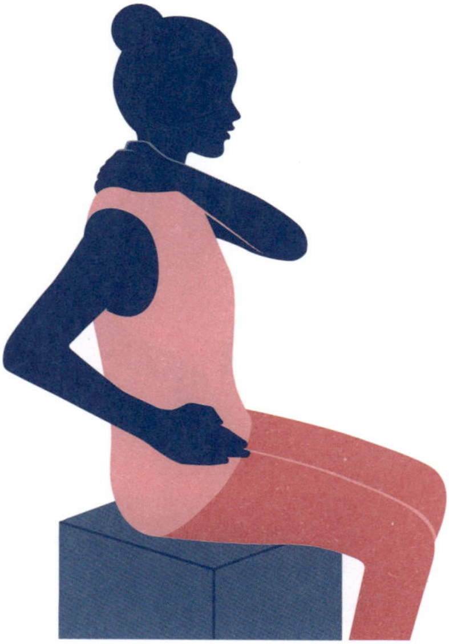

Coloque a mão direita na parte superior da coxa direita, na região da virilha (SEL 15) e mão esquerda na parte superior do ombro direito (SEL 11).

O QUE ESTE FLUXO AJUDA: qualquer questão de coluna pode estar relacionada à parte da frente do corpo. É por isso que tocamos a SEL 15, permitindo que a energia desça pela frente do corpo, para que possa fluir subindo pelas costas.

CONGESTÃO NASAL (DEDO INDICADOR)

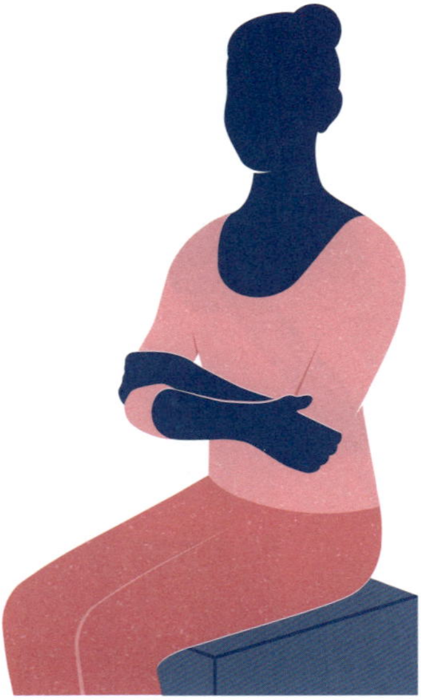

Coloque a mão direita sobre o cotovelo esquerdo (SEL 19) e a mão esquerda sobre o cotovelo direito (SEL 19).

O QUE ESTE FLUXO AJUDA: "As Nove", localizadas em área de difícil acesso no meio das escápulas, desobstruem a congestão nasal. Se for difícil alcançá-las, segure os pontos do cotovelo, como demonstrado. Harmonizando a energia rim, que flui pelas narinas e pelas vias nasais, essa posição desobstruirá qualquer congestão nasal.

CONSTIPAÇÃO (DEDO INDICADOR)

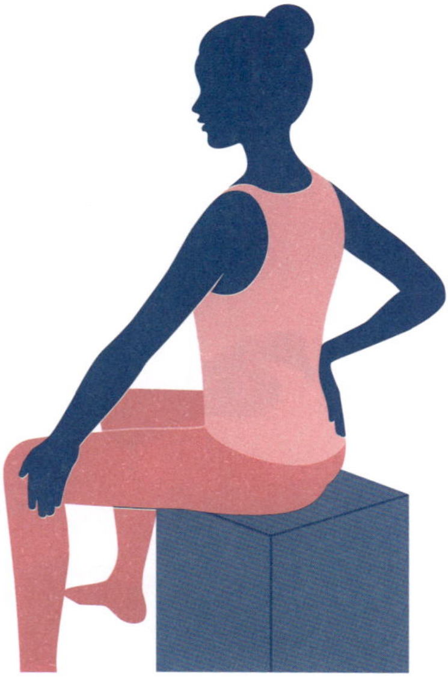

Coloque a mão direita na parte inferior direita das costas (SEL 2) e a mão esquerda na parte externa do joelho esquerdo (SEL 8).

O QUE ESTE FLUXO AJUDA: trabalha na linha pélvica, permitindo que seu abdômen e intestinos relaxem e estimulem a eliminação. Aplique a posição inversa para diarreia, página 47.

COTOVELO DE TENISTA (DEDO INDICADOR)

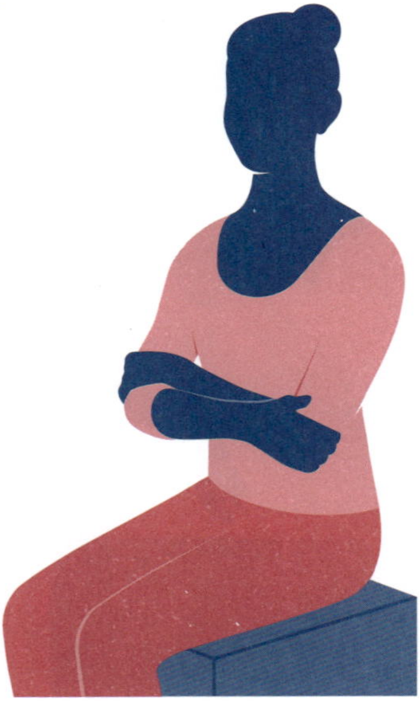

Coloque a mão direita sobre o cotovelo esquerdo (SEL 19) e a mão esquerda sobre o cotovelo direito (SEL 19).

O QUE ESTE FLUXO AJUDA: tocar a área sensível alivia dor e inflamação no cotovelo.

DEPRESSÃO (DEDO INDICADOR)

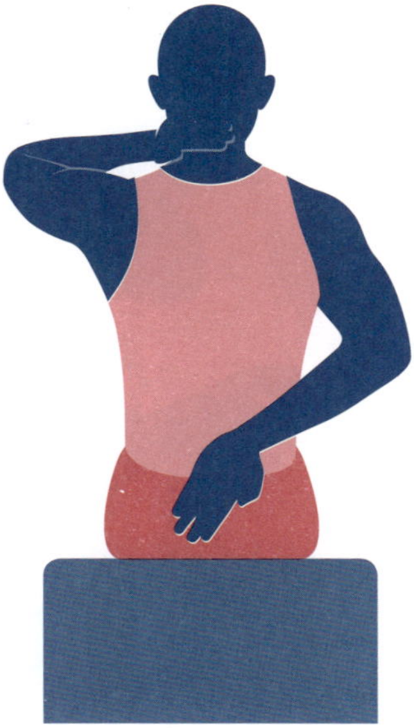

Coloque a mão direita no cóccix e a mão esquerda no meio do pescoço do lado direito (SEL 12).

O QUE ESTE FLUXO AJUDA: este *rapidinho* traz a energia para baixo e para fora da face e da cabeça. Ao lidar com problemas emocionais e psicológicos recorrentes, é essencial mover a energia que está estagnada na cabeça para abaixo da cintura.

DIABETES (POLEGAR)

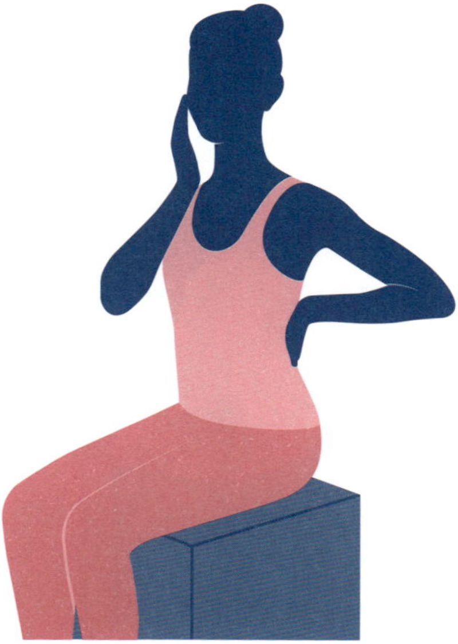

Coloque a mão direita no osso malar direito (SEL 21) e a mão esquerda no meio das costas do lado esquerdo (SEL 23).

O QUE ESTE FLUXO AJUDA: este *rapidinho* ajuda a equilibrar a taxa de açúcar no sistema digestório e no sangue, harmonizando a digestão tanto no plano físico quanto no mental.

DIARREIA (DEDO INDICADOR)

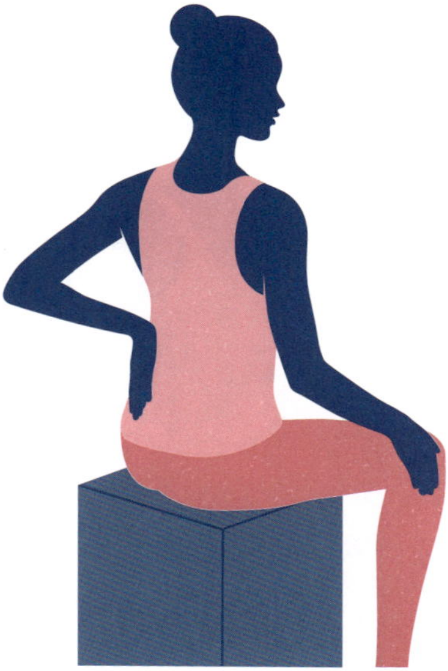

Coloque a mão direita na parte externa do joelho direito (SEL 8) e a mão esquerda na parte inferior esquerda das costas (SEL 2).

O QUE ESTE FLUXO AJUDA: todas as SELs do lado esquerdo do corpo ajudam a "construir" - assim como a área na parte inferior das costas, que ajudará a reduzir fezes soltas. A área na parte externa do joelho direito ajudará a limpar as áreas da região pélvica e do abdômen, harmonizando a eliminação. Aplique o lado oposto para a constipação, ver página 43.

DOR DE DENTE (DEDO INDICADOR)

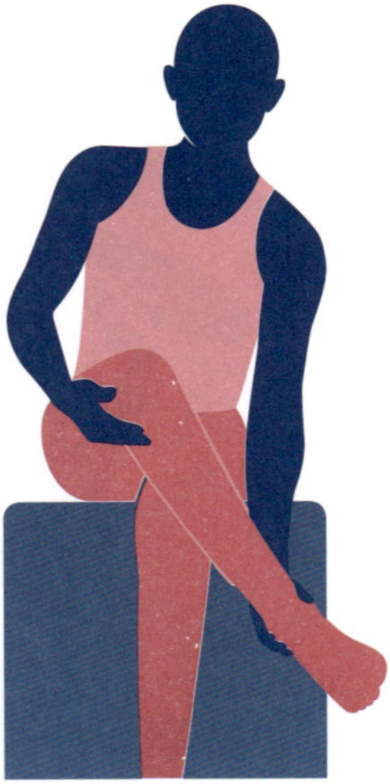

Se a dor de dente for do lado esquerdo, coloque a mão direita na parte externa do joelho direito (SEL 8), e a mão esquerda na parte externa do tornozelo direito, abaixo do osso do tarso (SEL 16).

O QUE ESTE FLUXO AJUDA: estimulando a atividade da energia intestino grosso, que flui através da linha da gengiva, esta posição é muito dinâmica e útil para infecções dentárias e pode ajudar a acelerar a recuperação após uma cirurgia dentária.

DOR DE GARGANTA (DEDO MÍNIMO)

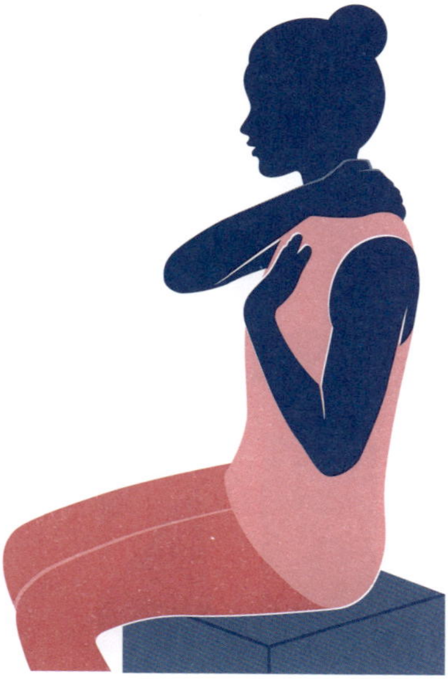

Coloque a mão direita sobre o ombro esquerdo (SEL 11) e a mão esquerda no meio do peito do lado direito (SEL 13).

O QUE ESTE FLUXO AJUDA: essas áreas harmonizam casos de garganta inflamada. A fim de escolher o melhor lado para praticar, apalpe os dois lados da SEL 13, na parte mediana do peito, até encontrar um ponto sensível - este será o lado que você escolherá para aplicar este *rapidinho*. Está em dúvida? Aplique nos dois lados!

DOR DE OUVIDO (DEDO MÍNIMO)

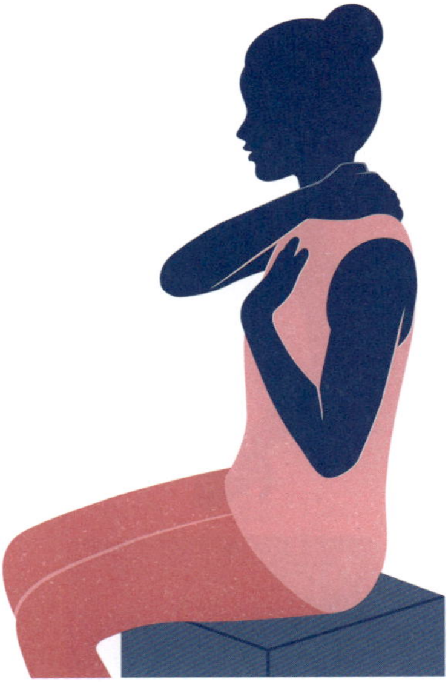

Coloque a mão direita sobre o ombro esquerdo (SEL 11) e a mão esquerda no lado direito do peito (SEL 13).

O QUE ESTE FLUXO AJUDA: esta posição faz a energia circular através do ouvido, ajudando a aliviar dores de ouvido. Uma sugestão para viagens aéreas e para desconforto durante o voo: segure os dedos mínimos até sentir os estalos que antecedem a abertura dos ouvidos.

DOR NAS COSTAS (DEDO INDICADOR)

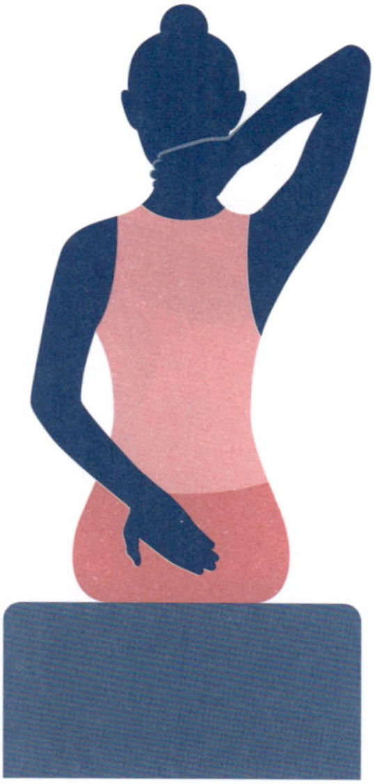

Coloque a mão direita na parte média do pescoço do lado esquerdo (SEL 12) e a mão esquerda no cóccix.

O QUE ESTE FLUXO AJUDA: este *rapidinho* alivia dor nas costas, que frequentemente está relacionada ao medo.

DOR NO OMBRO (DEDO INDICADOR)

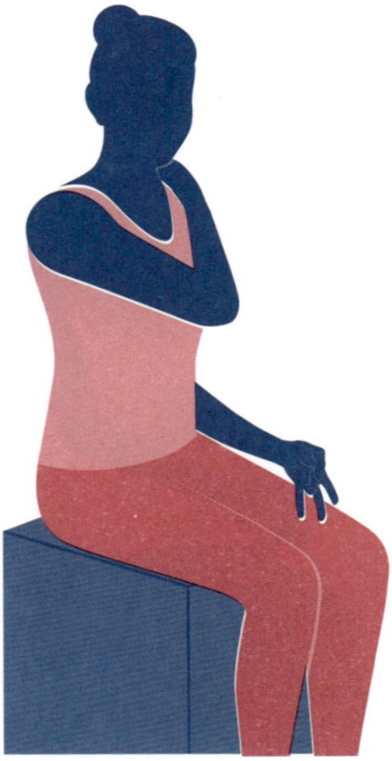

Coloque a mão direita na parte superior do ombro esquerdo (SELs 11 e 3) e o polegar esquerdo na unha do dedo anular esquerdo.

O QUE ESTE FLUXO AJUDA: esse toque no ombro permite que a tensão muscular nessa região se libere, enquanto a posição do dedo anular ajuda os pulmões e a respiração, abrindo quaisquer áreas congestionadas. A tensão muscular frequentemente está relacionada à respiração.

DORES DE CABEÇA (DEDO MÉDIO)

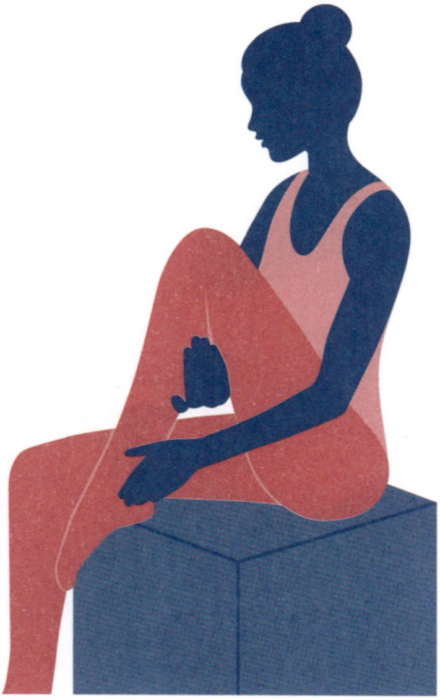

Coloque a mão direita na parte superior da panturrilha esquerda, abaixo da parte externa do joelho (SEL 8), e a mão esquerda na parte externa do tornozelo esquerdo, abaixo do osso do tarso (SEL 16).

O QUE ESTE FLUXO AJUDA: este *rapidinho* leva a energia da cabeça até os dedos dos pés.

ENDOMETRIOSE (DEDO INDICADOR)

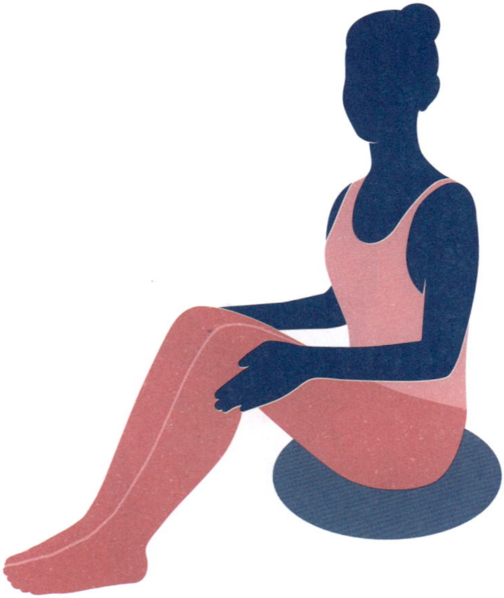

Coloque a mão direita no lado externo do joelho direito (SEL 8) e a mão esquerda no lado externo do joelho esquerdo (SEL 8).

O QUE ESTE FLUXO AJUDA: dissolvendo acúmulos e também auxiliando na eliminação e nas condições musculares, esta posição ajuda quaisquer questões relacionadas à região pélvica. Usado durante o parto, o toque pode até mesmo abrir a cavidade pélvica.

ENGASGAR (POLEGAR)

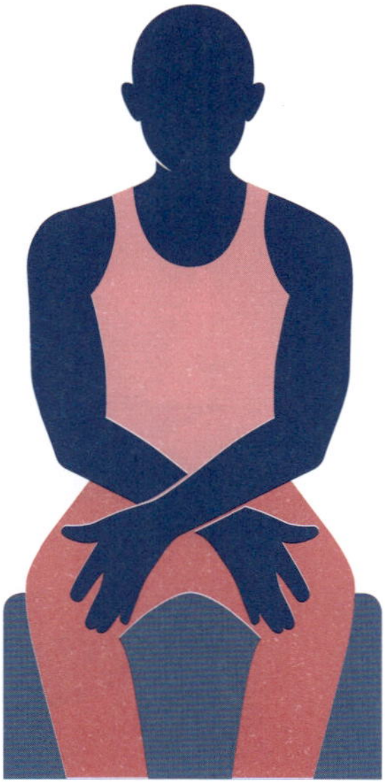

Coloque a mão direita na parte interna do joelho esquerdo, onde há articulação do fêmur com a tíbia (SEL 1) e a mão esquerda na parte interna do joelho direito (SEL 1).

O QUE ESTE FLUXO AJUDA: como complemento da Manobra de Heimlich, este toque de primeiros socorros abrirá a garganta e trará para cima o pedaço de alimento ou objeto que ficou preso, causando a obstrução. Ao usar este fluxo em uma situação de emergência, aplique com força, colocando muito mais pressão na SEL do que você normalmente faria ao praticar Jin Shin.

ENJOO EM VIAGENS (PARTE DE TRÁS DO PULSO)

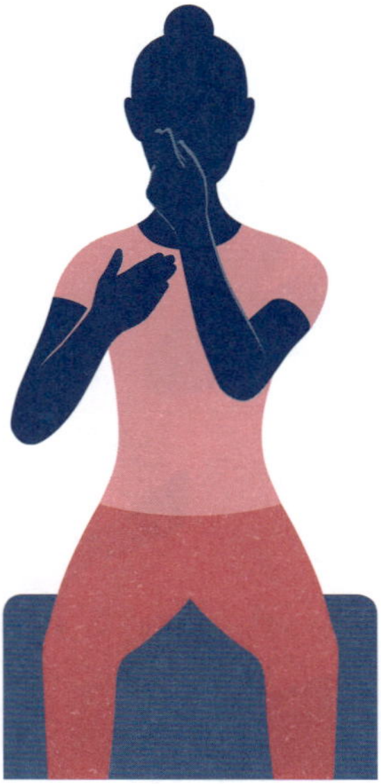

Coloque a mão direita abaixo da clavícula direita (SEL 22) e a mão esquerda no osso malar direito (SEL 21).

O QUE ESTE FLUXO AJUDA: enjoo e náusea correspondem à sensação de estagnação de energia na linha da cintura, que não consegue descer. Esta posição ajuda a liberar a SEL 14 (localizada na parte final da caixa torácica na frente do corpo), permitindo que a energia desça.

EQUILÍBRIO HORMONAL (DEDO ANULAR)

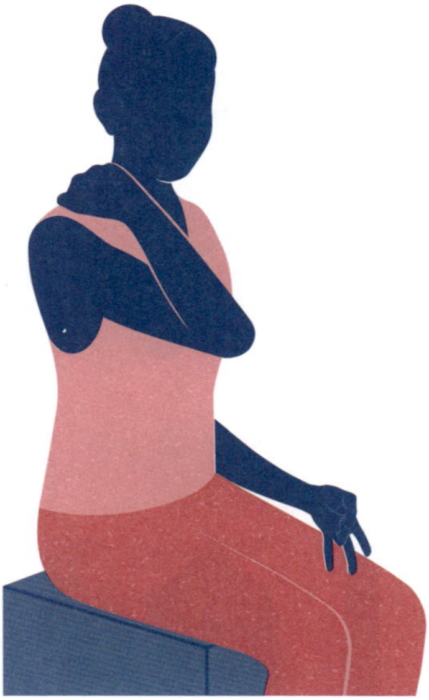

Coloque a mão direita sobre o ombro direito (SEL 11) e a palma do polegar esquerdo na unha do dedo anular esquerdo.

O QUE ESTE FLUXO AJUDA: este *rapidinho* ajuda a harmonizar qualquer desequilíbrio hormonal em homens e mulheres de todas as idades. Benéfico para problemas reprodutivos em homens e mulheres. Útil durante a gravidez e no autocuidado pós-parto, quando os hormônios circulam ferozmente pelo corpo.

ESTRESSE (POLEGAR)

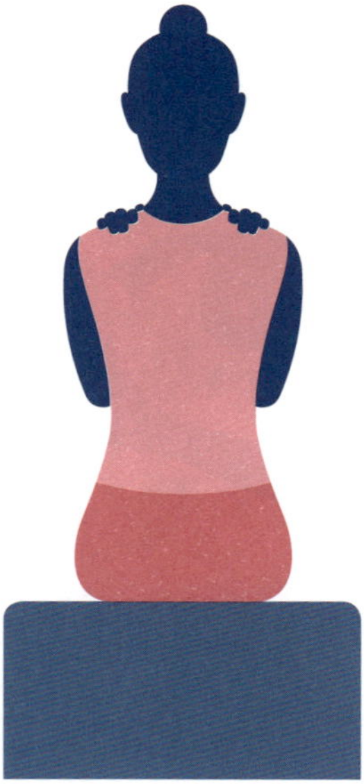

Coloque a mão direita sobre o ombro direito (SEL 11) e a mão esquerda sobre o ombro esquerdo (SEL 11).

O QUE ESTE FLUXO AJUDA: "As Onze" são as SELs onde tendemos a acumular todo o nosso estresse, seja ele relacionado ao trabalho, a relacionamentos ou pelo que chamamos de "fardos da vida." Também chamamos esses pontos de "ponto de encontro" e muitos de nós armazenamos ali um excesso de tensão muscular. Toque as Onze, expire e solte.

FADIGA
(PALMA DA MÃO)

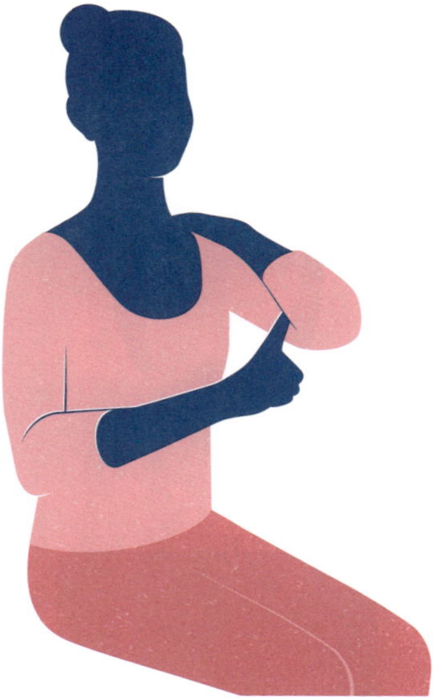

Coloque o dedo indicador direito na dobra do cotovelo esquerdo (SEL 19) e a mão esquerda sobre o ombro esquerdo (SELs 11 e 3).

O QUE ESTE FLUXO AJUDA: esta posição ajuda a acelerar a energia lenta, aquela sensação de "arrasto", com foco no sistema linfático. O uso excessivo e o abuso do corpo aumentam a fadiga, e isso pode se revelar como um entumecimento ou acúmulo nas dobras do cotovelo (SEL 19).

FEBRE E GRIPE (TODOS OS DEDOS)

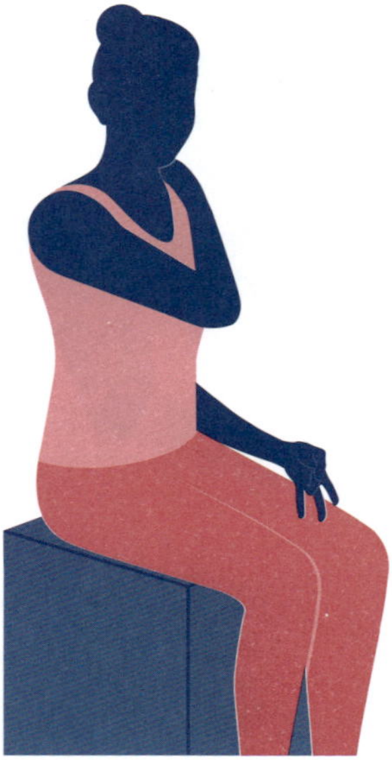

Coloque a mão direita na parte superior da escápula esquerda (SEL 3) e depois toque a unha de cada dedo da mão esquerda com a palma do polegar esquerdo, começando com o dedo mínimo.

O QUE ESTE FLUXO AJUDA: os pontos nas escápulas estimulam o sistema imunológico, enquanto os dedos se conectam aos fluxos de órgãos, ajudando o corpo inteiro.

FOCO
(DEDO MÉDIO)

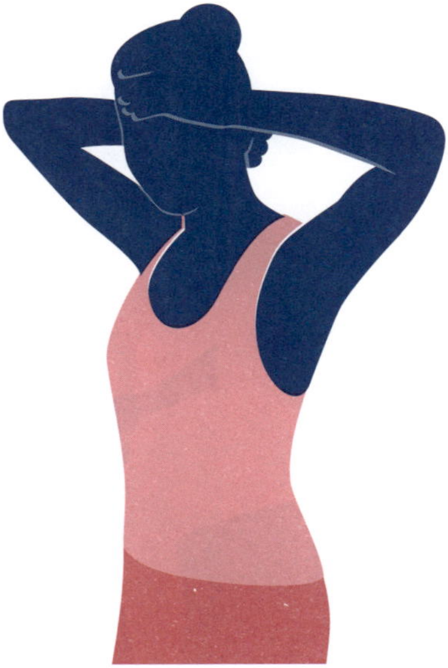

Coloque a mão direita na metade do pescoço do lado esquerdo (SEL 12) e a mão esquerda na testa do lado direito (SEL 20).

O QUE ESTE FLUXO AJUDA: este *rapidinho* limpará sua mente e ajudará a manter o foco. (Você já notou que quando se esquece de algo, você toca sua testa para ajudar a estimular sua memória? Esse é um uso instintivo da SEL 20. Parabéns!)

GASES (DEDO INDICADOR)

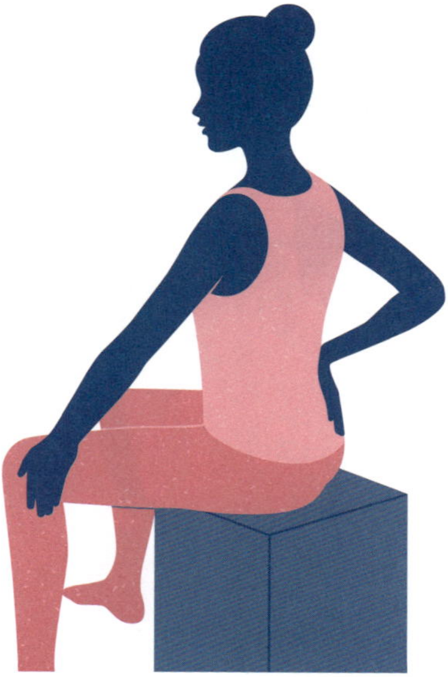

Coloque a mão esquerda na parte externa do joelho esquerdo (SEL 8), e a mão direita no lado direito do sacro (SEL 2).

O QUE ESTE FLUXO AJUDA: harmonizando as áreas pélvica e abdominal, esta posição ajudará a liberar o excesso de gases. Se o desconforto estiver concentrado em um lado, comece com o joelho oposto e mova a mão que está no sacro para o lado onde está o desconforto. Bebês com questões de digestão tendem a responder bem a esse toque.

HIPERATIVIDADE (DEDO MÍNIMO)

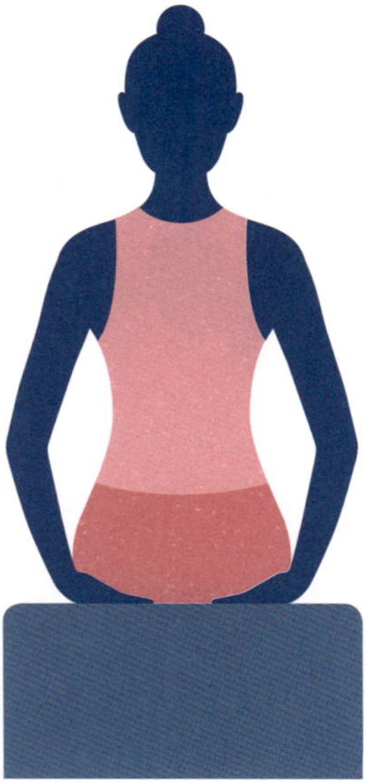

Coloque as mãos direita e esquerda sob os ísquios (SEL 25).

O QUE ESTE FLUXO AJUDA: as crianças se sentam naturalmente sobre as mãos para recarregar as baterias e formar um fio-terra, uma postura que pode ajudar a acalmar e regenerar todo o corpo.

ICTERÍCIA (DEDO MÉDIO)

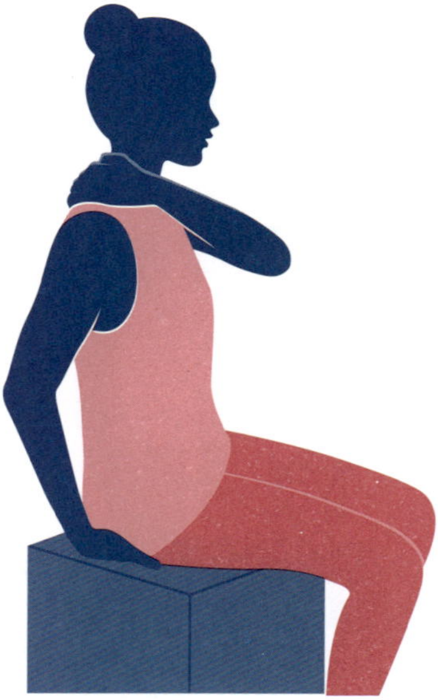

Coloque a mão direita sob o ísquio direito (SEL 25) e a mão esquerda na parte superior do ombro direito (SEL 11).

O QUE ESTE FLUXO AJUDA: útil para lidar com condições de icterícia (um tom amarelado na pele) relacionadas às necessidades energéticas da energia da função do fígado. Praticado da forma ilustrada para o lado direito (onde se localiza o fígado), este *rapidinho* nos ajuda a expirar, revitalizando a energia que desce pela frente do corpo à medida que harmoniza a energia do fígado. Não há problema em inverter as posições deste *rapidinho*, embora ele seja mais eficaz do lado direito.

INDIGESTÃO (POLEGAR)

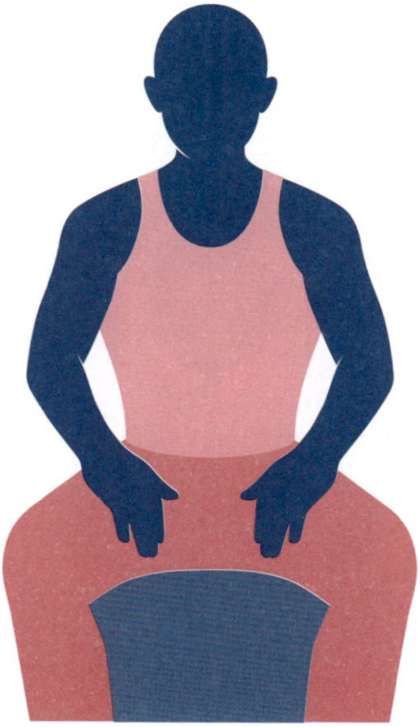

Coloque a mão direita na parte superior da coxa direita (SEL 1 Alto) e a mão esquerda na parte superior da coxa esquerda (SEL 1 Alto).

O QUE ESTE FLUXO AJUDA: com frequência, nós tocamos as partes superiores internas das coxas de maneira instintiva depois de uma grande refeição para intensificar naturalmente a digestão e, neste toque, acrescentamos um pouco de respiração consciente para reforçar os efeitos da posição. O estresse, uma causa potencial de azia, pode fazer que a energia se reverta e suba pela frente do corpo em vez de descer, um fenômeno que esta posição pode impedir. Você pode cruzar as mãos se for mais confortável. Para um *rapidinho* ultrarrápido, segure o polegar para equilibrar a acidez no corpo.

INFECÇÃO DA BEXIGA (DEDO INDICADOR)

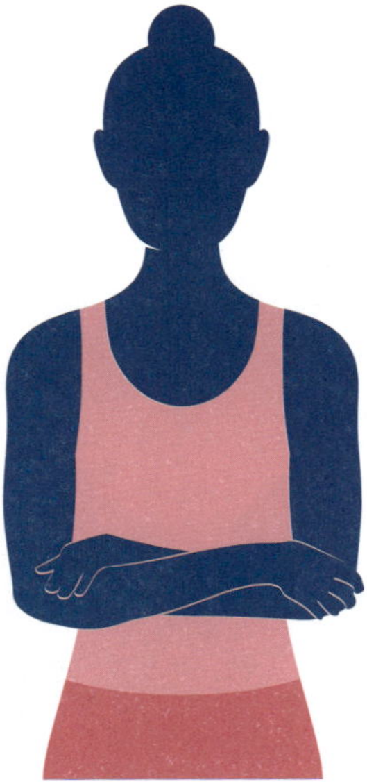

Coloque a mão direita na dobra do cotovelo esquerdo (SEL 19) e a mão esquerda na dobra do cotovelo direito (SEL 19).

O QUE ESTE FLUXO AJUDA: como a SEL 9 se encontra em uma área que é difícil de alcançar, entre as escápulas, os pontos no cotovelo ajudam a eliminar infecções na bexiga.

INSÔNIA (POLEGAR)

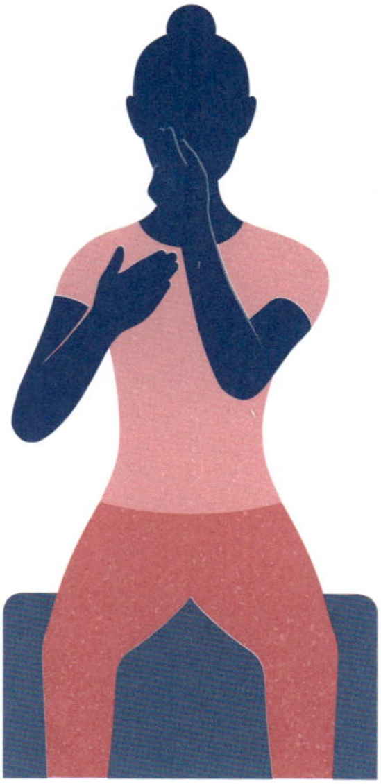

Coloque a mão direita abaixo da clavícula direita (SEL 22) e a mão esquerda abaixo do osso malar do lado direito (SEL 21).

O QUE ESTE FLUXO AJUDA: este *rapidinho* ajuda a relaxar a mente e a acalmar o sistema nervoso para um sono tranquilo.

IRRITABILIDADE (DEDO MÉDIO)

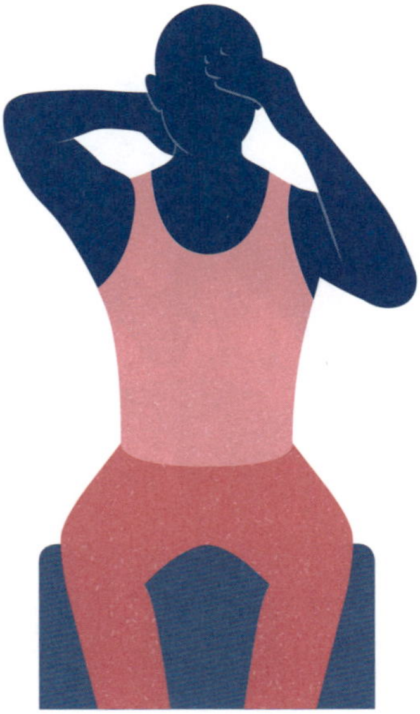

Coloque a mão direita na parte média do pescoço (SEL 12), e a mão esquerda na parte média da testa, logo acima da sobrancelha (SEL 20).

O QUE ESTE FLUXO AJUDA: traz paz de espírito à medida que harmoniza a raiva e a frustração.

JET LAG
(TODOS OS DEDOS E A PALMA DA MÃO)

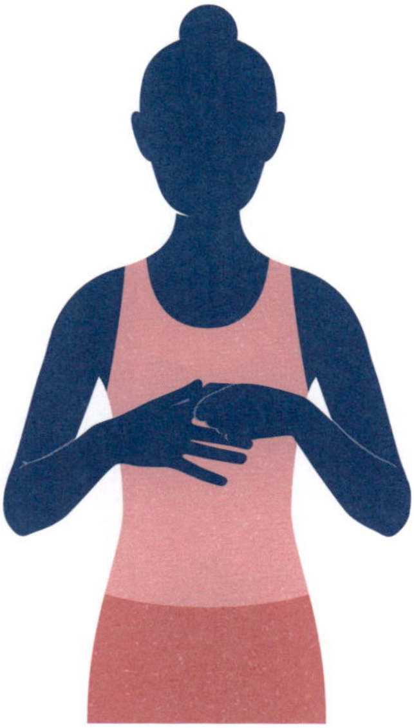

Segure cada dedo individualmente durante cerca de dois minutos ou até que você sinta uma pulsação regular e harmoniosa nos dedos.

O QUE ESTE FLUXO AJUDA: sincroniza o corpo com o ritmo circadiano enquanto você energiza cada função de órgão. Ajuda a prevenir o *jet lag* para aplicação durante voos longos - segure os dedos ao decolar, dobre as mãos enquanto dorme e repita antes do pouso.

LUTO
(DEDO ANULAR)

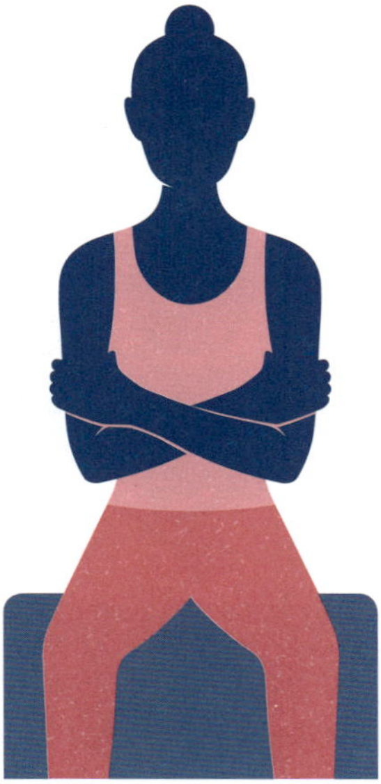

Coloque a mão direita na parte superior do braço esquerdo (SEL 19 Alto) e a mão esquerda na parte superior do braço direito (SEL 19 Alto).

O QUE ESTE FLUXO AJUDA: limpa a linha do peito, ajudando a abrir a energia do coração e do pulmão e a passar por sentimentos de luto.

MEDO
(DEDO INDICADOR)

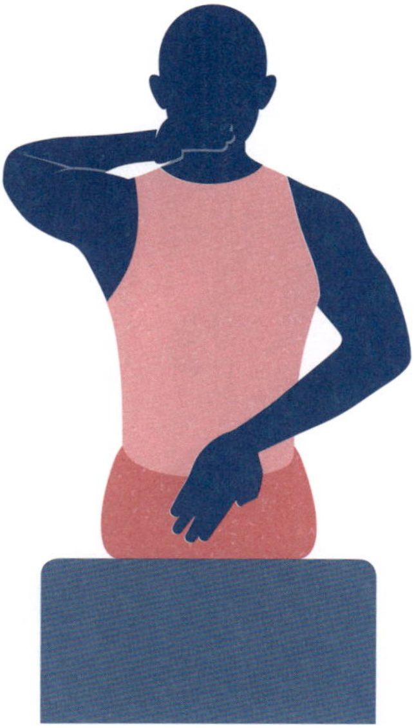

Coloque a mão direita no cóccix e a mão esquerda no meio do pescoço (SEL 12).

O QUE ESTE FLUXO AJUDA: esta postura ajuda a harmonizar a ansiedade e o medo, que o Jin Shin considera a principal causa de desequilíbrio no corpo.

MENOPAUSA
(DEDO ANULAR)

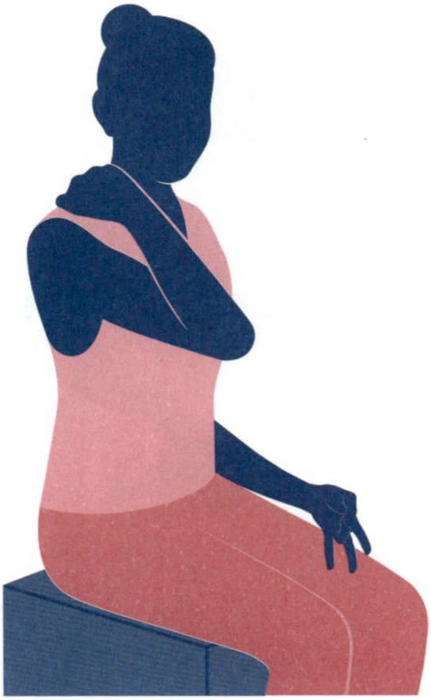

Coloque a mão direita sobre o ombro direito (SEL 11) e a palma do polegar esquerdo na unha do dedo anular esquerdo.

O QUE ESTE FLUXO AJUDA: este *rapidinho* ajuda a harmonizar qualquer desequilíbrio hormonal em homens e mulheres de todas as idades. Benéfico para problemas reprodutivos em homens e mulheres, bem como para questões de menopausa. Muito útil durante a gravidez e para autocuidado pós-parto, quando os hormônios circulam ferozmente pelo corpo.

NÁUSEA
(PARTE DE TRÁS DO PULSO)

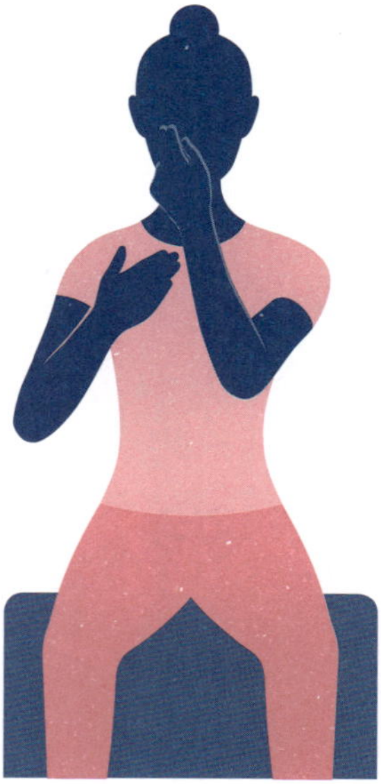

Coloque a mão direita abaixo da clavícula direita (SEL 22) e a mão esquerda no osso malar direito (SEL 21).

O QUE ESTE FLUXO AJUDA: enjoo e náusea correspondem à sensação de estagnação de energia na linha da cintura, que não consegue descer. Esta posição ajuda a liberar a SEL 14 (localizada na parte final da caixa torácica na frente do corpo), permitindo que a energia desça.

OLHOS (DEDO MÉDIO)

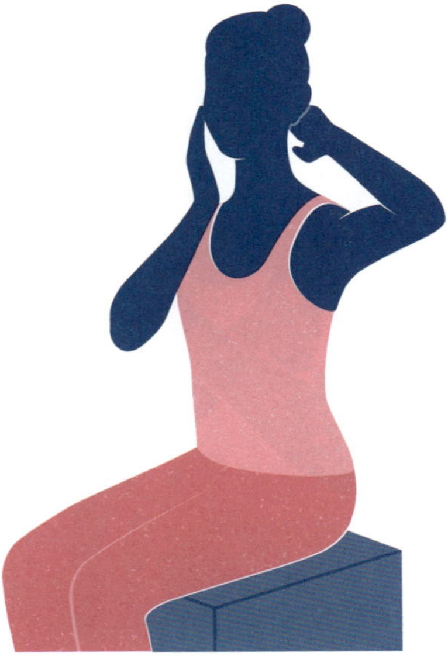

Coloque a mão direita no osso malar direito (SEL 21) e a mão esquerda na base do crânio do lado esquerdo (SEL 4).

O QUE ESTE FLUXO AJUDA: a área situada na base da cabeça permite que a energia suba para o cabeça, enquanto o ponto no osso malar move a energia que desce pela frente do corpo, limpando a cabeça.

OSSOS
(DEDO MÍNIMO)

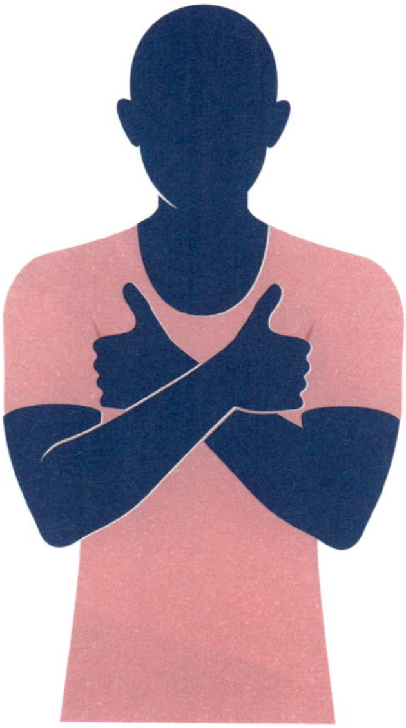

Como se você estivesse se abraçando, coloque a mão direita sob a axila esquerda de modo que as pontas dos dedos fiquem na parte inferior externa da escápula esquerda (SEL 26), apoiando o polegar direito na parte abaixo da clavícula esquerda (SEL 22). Espelhe essas posições para o lado esquerdo, colocando a ponta dos dedos da mão esquerda na parte inferior externa da escápula direita (SEL 26), e o polegar esquerdo na parte abaixo da clavícula direita (SEL 22).

O QUE ESTE FLUXO AJUDA: a posição na extremidade da escápula ajuda a fortalecer o sistema esquelético e os ossos, enquanto a área da clavícula ajuda a tireoide, que é responsável pela absorção de cálcio.

OSTEOPOROSE (DEDO MÍNIMO)

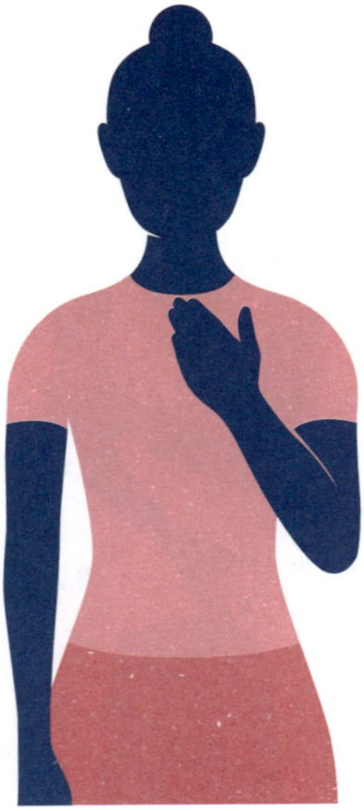

Coloque as pontas dos dedos da mão esquerda sobre o "V" do pescoço, onde as clavículas se ligam ao esterno.

O QUE ESTE FLUXO AJUDA: liberar congestão nesta área permite que o corpo absorva cálcio. Verifique os lados direito e esquerdo do V do pescoço para sentir se há inchaço e/ou sensibilidade na área da congestão.

PALPITAÇÕES (DEDO MÍNIMO)

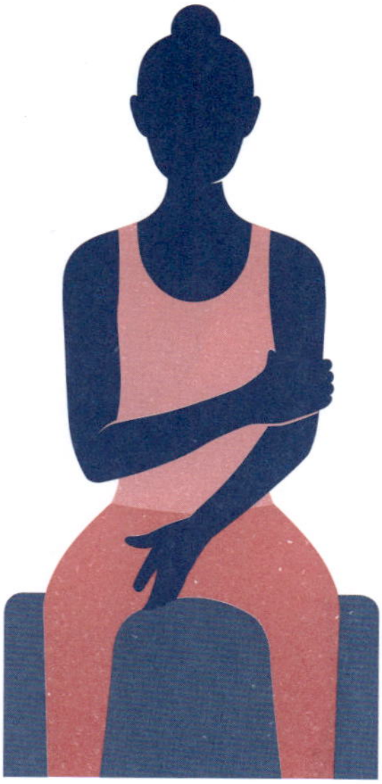

Coloque a mão direita na parte superior do braço esquerdo (SEL 19 Alto) e a mão esquerda na parte superior da coxa direita (SEL 1 Alto).

O QUE ESTE FLUXO AJUDA: a posição na parte superior do braço esquerdo ajuda o coração, e a posição na parte superior da coxa direita abre uma rota de fuga para a energia, ajudando a energia estagnada a sair do peito. Quando a palpitação for aguda, segure o dedo mínimo com força. Nota: não há problema em inverter este fluxo, embora o lado demonstrado aqui seja mais eficaz.

PARKINSON
(DEDO MÉDIO)

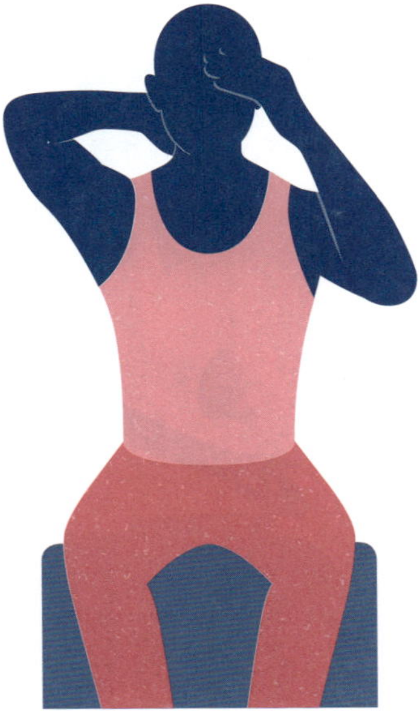

Coloque a mão direita no meio do pescoço do lado direito (SEL 12) e a mão esquerda na metade esquerda da testa (SEL 20).

O QUE ESTE FLUXO AJUDA: este toque é útil para qualquer condição de tremor na cabeça e no corpo, inclusive Parkinson. Pode ser que haja inchaço ou tensão um pouco mais ao lado do pescoço; siga a congestão.

PEITO
(DEDO INDICADOR)

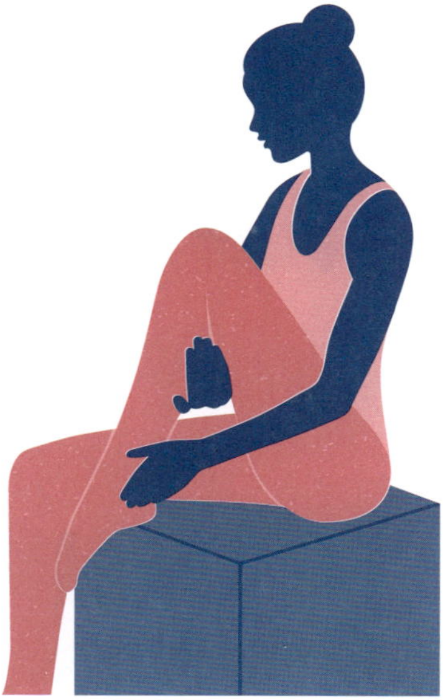

Coloque a mão direita na parte superior externa da panturrilha esquerda, abaixo do joelho (SEL 8), e a mão esquerda na parte externa do tornozelo esquerdo, abaixo do osso do tarso (SEL 16).

O QUE ESTE FLUXO AJUDA: este pequeno fluxo especial ajuda a abrir o peito, permitindo que a energia estagnada desça, facilitando a respiração profunda, ao mesmo tempo que ajuda nos sintomas da asma, tosse crônica e bronquite.

PELE
(POLEGAR)

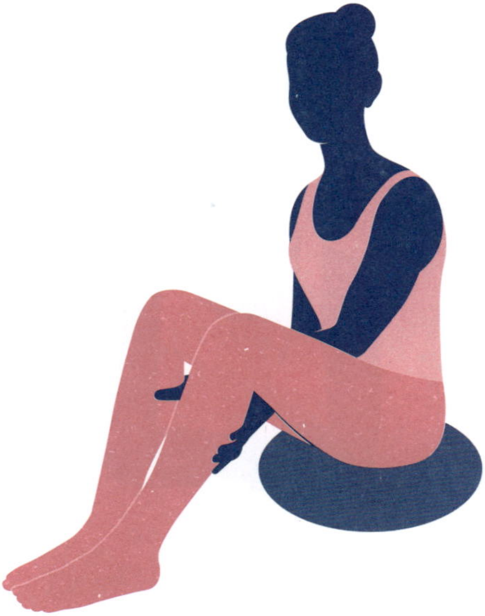

Coloque a palma da mão direita na panturrilha esquerda e a palma da mão esquerda na panturrilha direita, com os dedos apontando para baixo.

O QUE ESTE FLUXO AJUDA: repara traumas de queimaduras e é útil como um recurso de primeiros socorros para queimaduras leves e para pacientes em recuperação de tratamento médico por queimaduras mais graves.

PÉS
(DEDO MÉDIO)

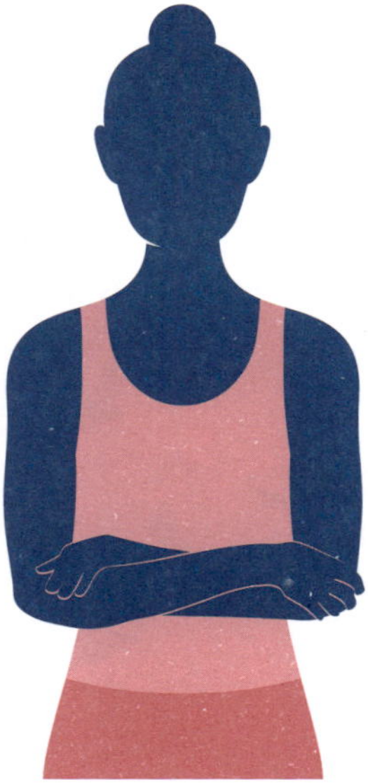

Coloque a mão direita sobre o cotovelo esquerdo (SEL 19) e a mão esquerda sobre o cotovelo direito (SEL 19).

O QUE ESTE FLUXO AJUDA: "As Nove", localizadas em um ponto de difícil acesso na parte inferior da escápula, são as facilitadoras de qualquer questão relacionada aos pés - joanetes, calos, esporão, pés caídos, (incapacidade de extender o tornozelo), lesões nos pés e pés cansados e doloridos. Se você conseguir alcançar as suas "Nove", vá em frente. Caso contrário, aplique a posição oferecida por este *rapidinho*.

PRESSÃO SANGUÍNEA (DEDO INDICADOR)

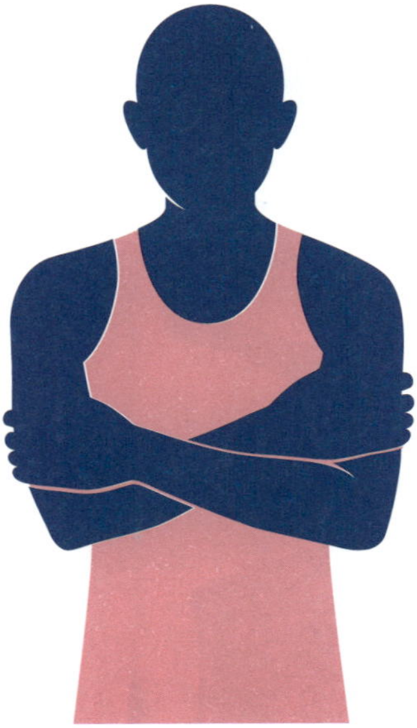

Coloque a mão direita na parte superior do braço esquerdo (SEL 19 Alto) e a mão esquerda na parte superior do braço direito (SEL 19 Alto).

O QUE ESTE FLUXO AJUDA: este *rapidinho* harmoniza a energia da função coração e abre a linha do peito, equilibrando a velocidade e a intensidade da circulação sanguínea.

PROJETOS AUTOIMUNES (PALMA DA MÃO)

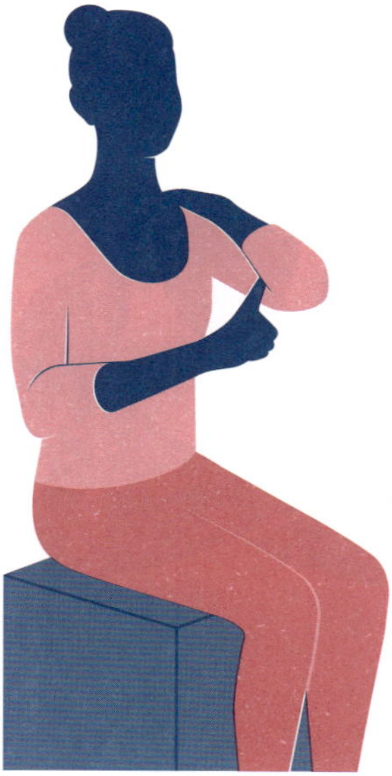

Coloque o dedo indicador direito na dobra do cotovelo esquerdo (SEL 19) e a mão esquerda sobre o ombro direito (SELs 11 e 3).

O QUE ESTE FLUXO AJUDA: este *rapidinho* ajuda em condições como doença de Lyme, lúpus, esclerose múltipla e artrite reumatoide, além de equilibrar o sistema linfático.

PSORÍASE (DEDO INDICADOR)

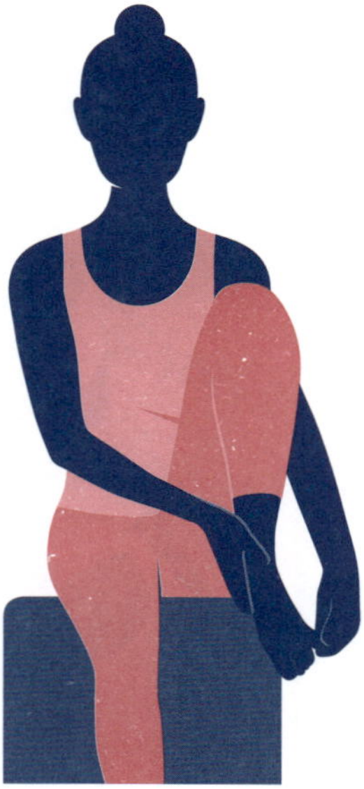

Coloque a mão direita na sola do pé esquerdo (SEL 6) enquanto a mão esquerda segura o dedo mínimo do pé esquerdo.

O QUE ESTE FLUXO AJUDA: este fluxo simples ajudará qualquer tipo de incômodo na superfície da pele, como urticária, queimadura, reações alérgicas ou acne. A posição, conforme é apresentada na foto, funciona no lado esquerdo do corpo; inverta para tratar coceira do lado direito.

QUEIMADURAS (POLEGAR)

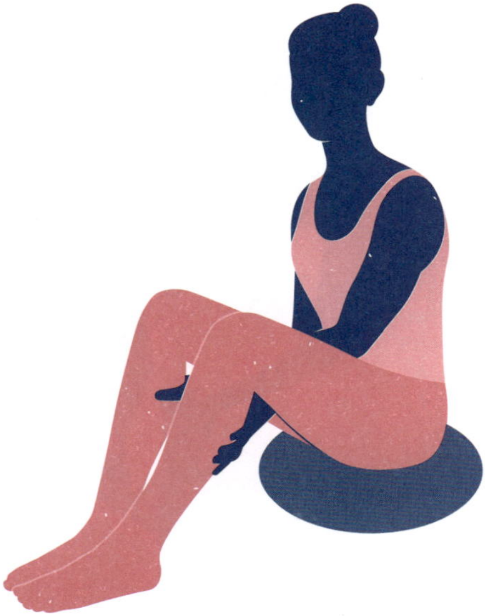

Coloque a palma da mão direita na panturrilha esquerda e a palma da mão esquerda na panturrilha direita com os dedos apontando para baixo.

O QUE ESTE FLUXO AJUDA: repara traumas de queimaduras e é útil como um recurso de primeiros socorros para queimaduras leves e para pacientes em recuperação de tratamento médico por queimaduras mais graves.

RAIVA
(DEDO MÉDIO)

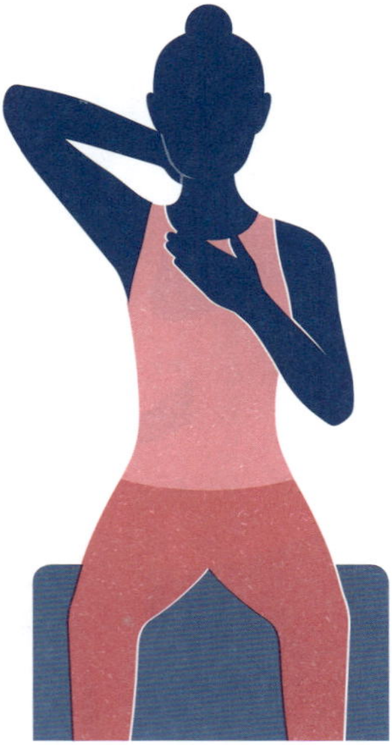

Coloque a mão direita na base da cabeça do lado esquerdo (SEL 4) e a mão esquerda abaixo da clavícula direita (SEL 22).

O QUE ESTE FLUXO AJUDA: este *rapidinho* ajuda a dissipar a raiva. Segurar o dedo médio - o mesmo dedo que muitos de nós tende a levantar quando estamos com raiva - enquanto praticamos respiração abdominal consciente é muito útil para acessos de raiva.

RESFRIADOS (TODOS OS DEDOS)

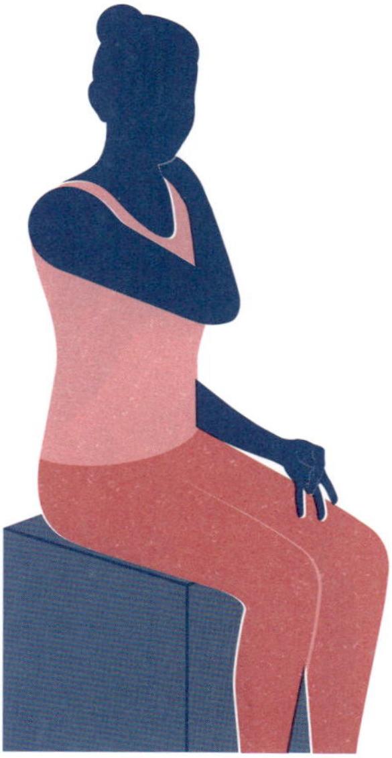

Coloque a mão direita na parte superior da escápula esquerda (SEL 3) e então coloque a palma do polegar esquerdo sobre a unha de cada dedo da mão esquerda, começando com o dedo mínimo.

O QUE ESTE FLUXO AJUDA: é a chave do sistema imunológico, a região na parte superior da escápula, estimula a capacidade do seu corpo para combater doenças como o resfriado comum, e se recuperar delas, enquanto o ato de aplicar um toque sobre cada um dos dedos intensifica as atividades de todas as funções de órgãos. Aplique no lado da SEL que você sinta estar mais tenso (mais congestionado).

RESPIRAÇÃO
(DEDO ANULAR)

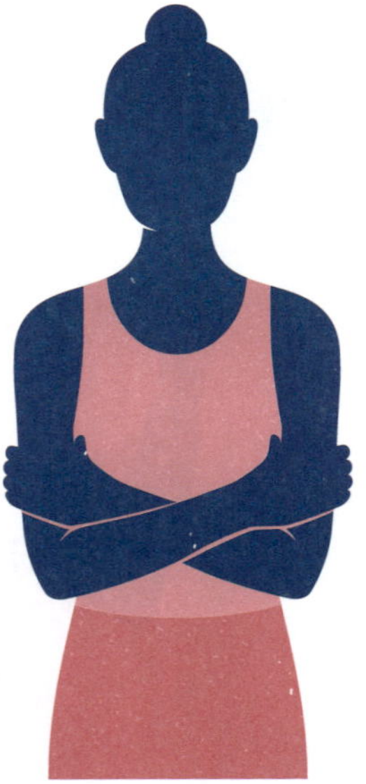

Coloque a mão direita na parte superior do braço esquerdo (SEL 19 Alto) e a mão esquerda na parte superior do braço direito (SEL 19 Alto).

O QUE ESTE FLUXO AJUDA: este *rapidinho* abre a linha do peito e ajuda os pulmões, permitindo uma respiração mais fácil e profunda, ao mesmo tempo que alivia qualquer congestão no peito.

SANGRAMENTOS NASAIS (DEDO INDICADOR)

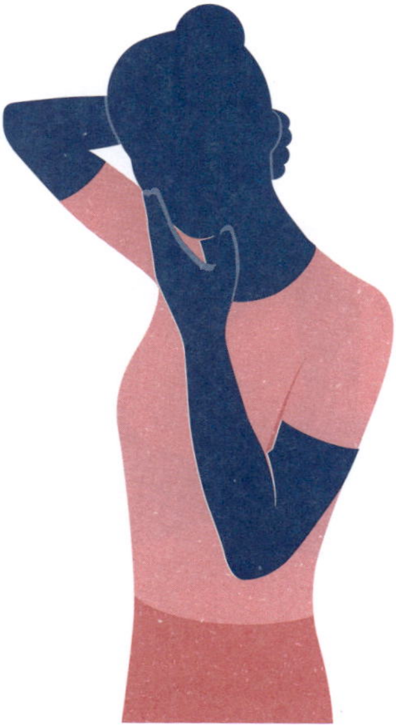

Coloque a mão direita na parte superior esquerda do pescoço, perto da coluna (SELs 4 e 12), e a mão esquerda no osso malar do lado direito (SEL 21).

O QUE ESTE FLUXO AJUDA: a energia rim, acessada por meio das SELs 4 e 12, pode ser uma causa de sangramentos nasais se o sangue ficar estagnado nos músculos ao longo da coluna vertebral.

SEIOS
(DEDO INDICADOR)

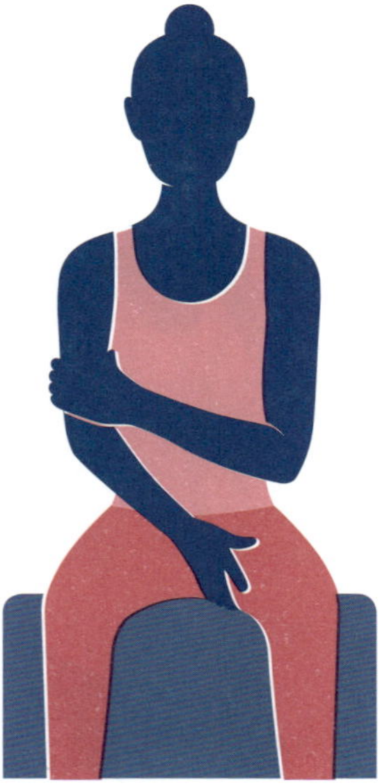

Coloque a mão direita na parte interna da coxa esquerda (SEL 1 Alto), e a mão esquerda na parte superior do braço direito (SEL 19 Alto).

O QUE ESTE FLUXO AJUDA: alivia qualquer acúmulo nos seios. Aplicar esse fluxo três vezes por dia durante vinte minutos e ao longo de um período de três semanas limpará qualquer questão relacionada aos seios. Aplique na parte superior do braço do mesmo lado que houver incômodo, com a SEL na coxa oposta ao lado que precisa de ajuda.

SEIOS DA FACE (DEDO INDICADOR)

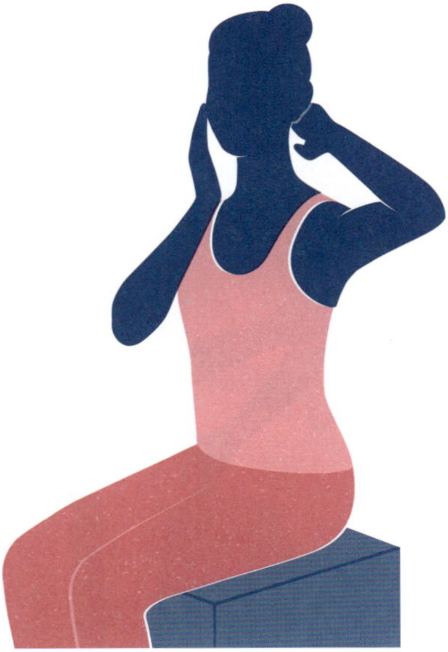

Coloque a mão direita no osso malar do lado direito perto do nariz (SEL 21) e a mão esquerda na parte de trás do pescoço do lado esquerdo (SELs 4 e 12).

O QUE ESTE FLUXO AJUDA: este *rapidinho* ajuda a abrir os seios da face e a limpar as vias nasais para que possamos respirar livremente. Toque mais perto da linha média da SEL 21 para abrir os seios da face.

SISTEMA IMUNOLÓGICO (POLEGAR)

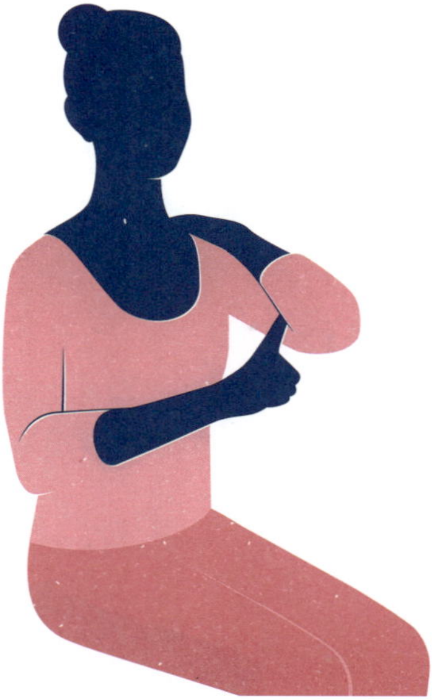

Coloque o dedo indicador direito na dobra do cotovelo esquerdo (SEL 19) e a mão esquerda sobre o ombro esquerdo (SELs 11 e 3).

O QUE ESTE FLUXO AJUDA: esta posição inclui a SEL 3, a chave para o sistema imunológico. Útil para quaisquer condições imunológicas que se enquadrem no rótulo médico de "síndrome da fadiga crônica", incluindo viroses que produzem sintomas de extremo cansaço. Estimular o movimento do sistema linfático, glândulas inchadas, é uma ótima opção para momentos em que não há diagnóstico claro e você sabe que alguma coisa não está bem em seu corpo.

SOLUÇOS
(PALMA DA MÃO)

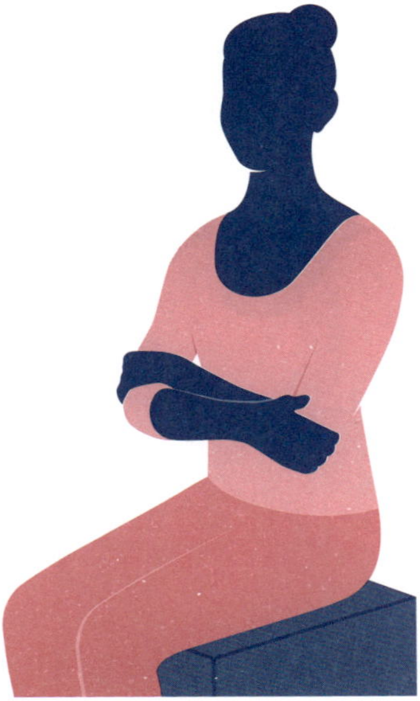

Coloque a mão direita sobre o cotovelo esquerdo (SEL 19) e a mão esquerda sobre o cotovelo direito (SEL 19).

O QUE ESTE FLUXO AJUDA: limpa a linha da cintura e relaxa o músculo do diafragma, cujo espasmo é a causa dos soluços. Também é útil para crianças com soluços!

TENSÃO NA MANDÍBULA (DEDO INDICADOR)

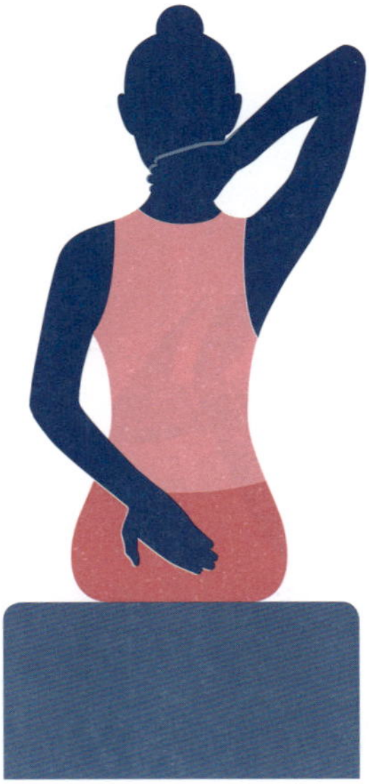

Coloque a mão direita no meio do pescoço do lado direito (SEL 12) e a mão esquerda no cóccix.

O QUE ESTE FLUXO AJUDA: alivia o ato de trincar os dentes, que causa tensão na mandíbula, que frequentemente ocorre durante o sono.

TIREOIDE
(DEDO MÉDIO)

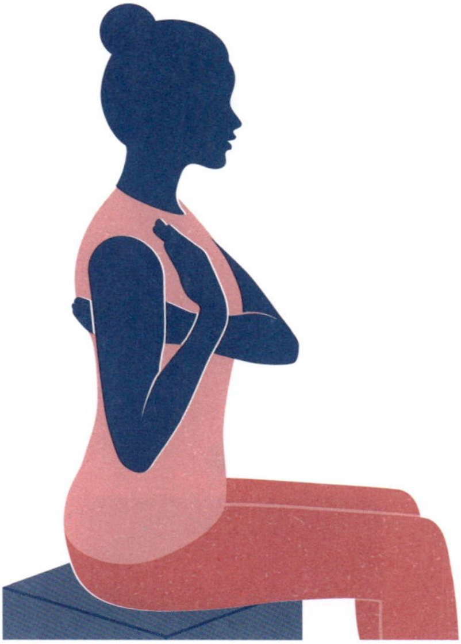

Coloque a mão direita abaixo da clavícula direita (SEL 22) e a mão esquerda na parte externa da escápula direita (SEL 26).

O QUE ESTE FLUXO AJUDA: essa posição abre a área do peito e, ao mesmo tempo, estimula a função da tireoide. Inverta para dar igual atenção aos dois lados ou verifique se há congestão no local onde o pescoço encontra o ombro e aplique o toque sobre o lado em que você note inchaço.

TONTURA
(PALMA DA MÃO)

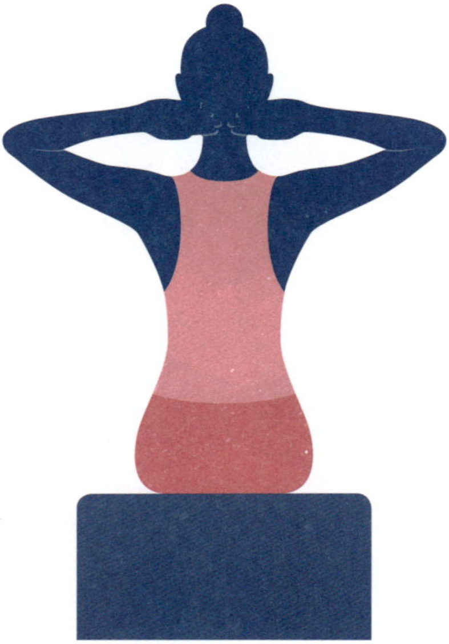

Coloque a mão direita na base da cabeça do lado direito (SEL 4) e a mão esquerda na base da cabeça do lado esquerdo (SEL 4).

O QUE ESTE FLUXO AJUDA: cria uma ponte entre o consciente e o inconsciente, ou os domínios espiritual e físico. O lado esquerdo da área ajuda a cabeça, enquanto o direito cuida do corpo.

TOSSE
(DEDO INDICADOR)

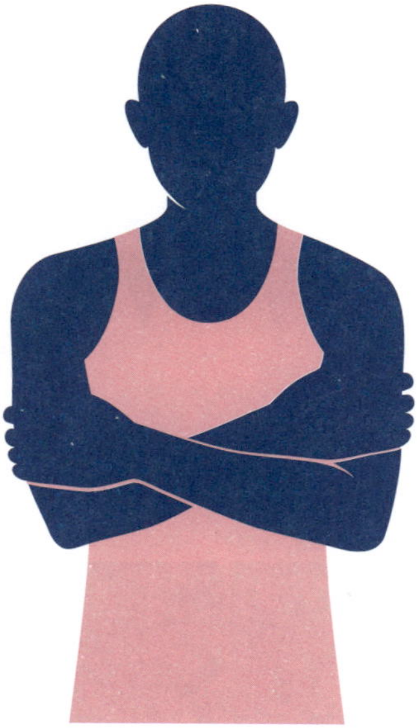

Coloque a mão direita na parte superior do braço esquerdo (SEL 19 Alto) e a mão esquerda na parte superior do braço direito (SEL 19 Alto).

O QUE ESTE FLUXO AJUDA: segurar a parte superior dos braços estabelece uma conexão com o caminho da função pulmão, ajudando a limpar os pulmões e soltando o excesso de muco para que ele possa ser expelido pela tosse. Você pode colocar os dedos da mão na parte de trás dos braços, com o polegar tocando a parte interna, a fim de cobrir um terreno energético maior.

TRANSTORNO ALIMENTAR – ANOREXIA (DEDO INDICADOR)

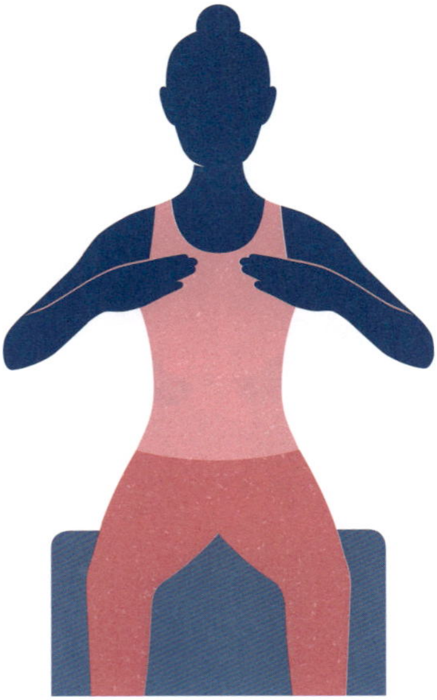

Coloque a mão direita no meio do peito do lado direito (SEL 13) e a mão esquerda no meio do peito do lado esquerdo (SEL 13).

O QUE ESTE FLUXO AJUDA: como a anorexia produz uma falsa sensação de controle, ela é usada com frequência como uma forma de supressão emocional. Uma área de importância-chave para o equilíbrio emocional, esta área na linha do tórax ajuda a promover o livre fluxo de sentimentos ao mesmo tempo que equilibra o apetite.

TRANSTORNO ALIMENTAR – BULIMIA (POLEGAR)

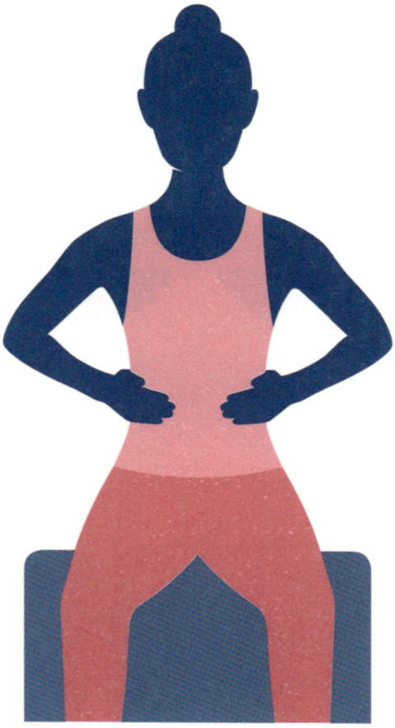

Coloque a mão direita na parte inferior da base direita da caixa torácica (SEL 14) e a mão esquerda na parte inferior da base esquerda da caixa torácica (SEL 14).

O QUE ESTE FLUXO AJUDA: ele ajuda a equilibrar a linha da cintura, responsável por nosso sistema digestório e por ganhar "controle na nossa vida", uma função da mente relacionada a questões relacionadas à linha da cintura. Ao harmonizar essas áreas, podemos liberar a falsa sensação de controle proporcionada por hábitos destrutivos como a bulimia.

TRAUMA EMOCIONAL (DEDO INDICADOR)

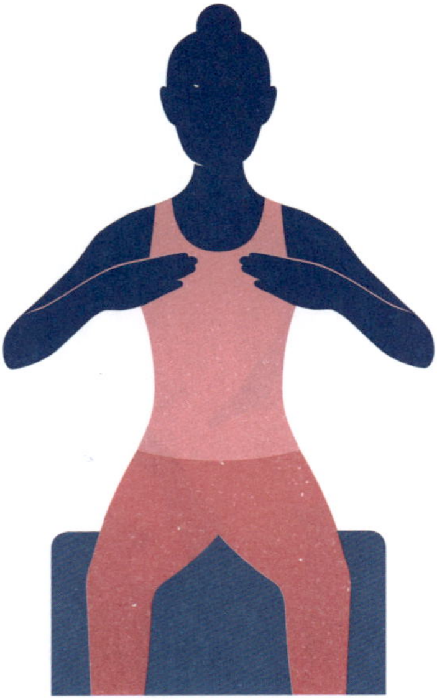

Coloque a mão direita no meio do peito do lado direito (SEL 13) e a mão esquerda no meio do peito do lado esquerdo (SEL 13).

O QUE ESTE FLUXO AJUDA: promovendo o equilíbrio e a harmonia emocionais enquanto nutre nossa conexão com o espírito, estes pontos ajudam a expiração a se movimentar até os dedos dos pés, permitindo que liberemos emoções estagnadas.

TRISTEZA (DEDO ANULAR)

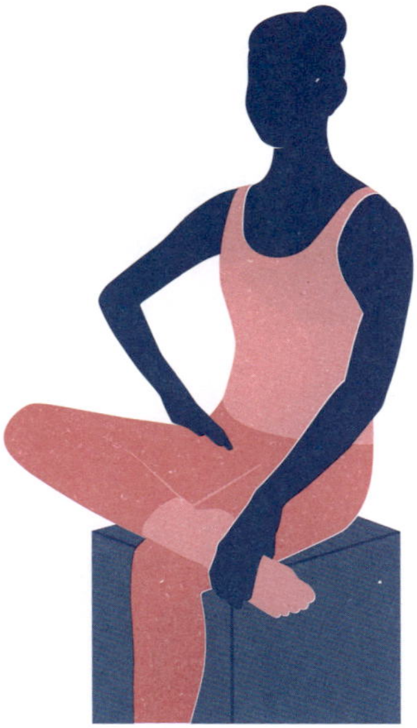

Coloque a mão direita na parte superior da coxa direita, na região da virilha (SEL 15), e o polegar esquerdo na sola do pé direito (SEL 6).

O QUE ESTE FLUXO AJUDA: segure estas áreas para trazer riso, alegria e equilíbrio para a sua vida.

URINAR NA CAMA (DEDO INDICADOR)

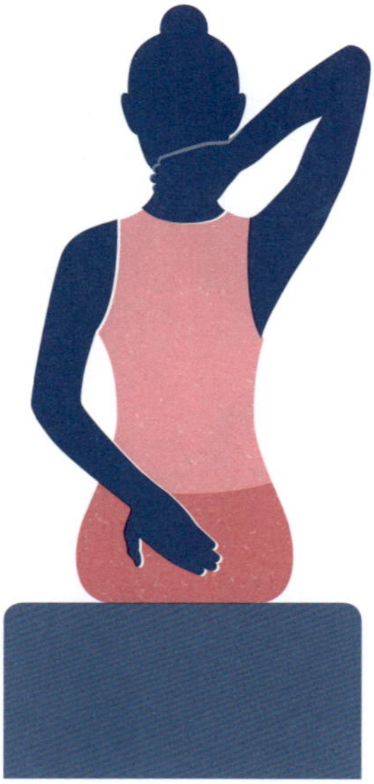

Coloque a mão direita na parte média esquerda do pescoço (SEL 12) e a mão esquerda no cóccix.

O QUE ESTE FLUXO AJUDA: abre a linha da bexiga para equilibrar a contenção ou o fluxo livre da função da bexiga. Xixi na cama está frequentemente relacionado ao medo.

ZUMBIDO
(DEDO ANULAR)

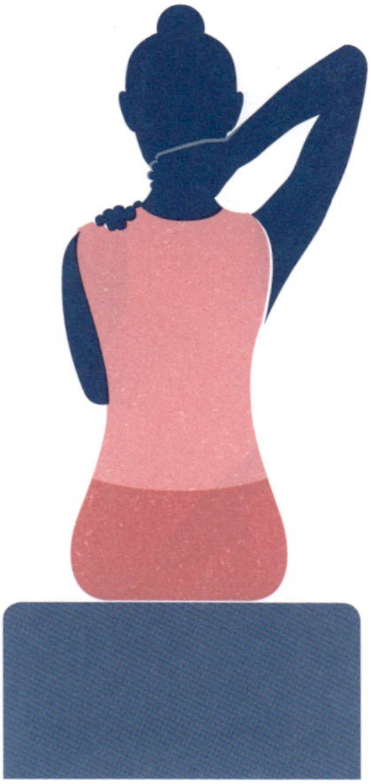

Coloque a mão direita no meio do pescoço do lado esquerdo (SEL 12) e a mão esquerda sobre a parte superior do ombro esquerdo (SEL 11).

O QUE ESTE FLUXO AJUDA: este toque ajuda a aliviar o zumbido nos ouvidos. Muitas vezes causada por estresse emocional, esta é uma condição que pode ocorrer em pessoas com mais de 65 anos.

Impresso por :

Graphium
gráfica e editora

Tel.:11 2769-9056